ELETROCARDIOGRAFIA AVANÇADA

ELETROCARDIOGRAFIA AVANÇADA

Frederico Arnaud
Isnard Lúcio Melo Nascimento

MANOLE

Copyright © Editora Manole Ltda., 2021, por meio de contrato com os autores.

Editora: Juliana Waku
Projeto gráfico: Departamento Editorial da Editora Manole
Capa: Ricardo Yoshiaki Nitta Rodrigues
Editoração eletrônica e ilustrações: Formato Editoração

CIP-BRASIL. CATALOGAÇÃO NA PUBLICAÇÃO
SINDICATO NACIONAL DOS EDITORES DE LIVROS, RJ

A769e

Arnaud, Frederico
Eletrocardiografia avançada / Frederico Arnaud, Isnard Lúcio Melo Nascimento.
- 1. ed. - Santana de Parnaíba [SP] : Manole, 2021.
23 cm.

Inclui bibliografia e índice
ISBN 978-65-5576-399-7

1. Eletrocardiografia. 2. Coração - Doenças. I. Nascimento, Isnard Lúcio Melo.
II. Título.

20-67853

CDD: 616.1207547
CDU: 616.12-073.7

Leandra Felix da Cruz Candido - Bibliotecária - CRB-7/6135

Todos os direitos reservados.
Nenhuma parte deste livro poderá ser reproduzida, por qualquer processo, sem a permissão expressa dos editores. É proibida a reprodução por fotocópia.
A Editora Manole é filiada à ABDR – Associação Brasileira de Direitos Reprográficos.

1ª edição – 2021

Editora Manole Ltda.
Alameda América, 876
Tamboré – Santana de Parnaíba – SP – Brasil
CEP: 06543-315
Fone: (11) 4196-6000
www.manole.com.br | https://atendimento.manole.com.br/

Impresso no Brasil
Printed in Brazil

Autores

Frederico Arnaud

Médico formado pela Universidade Federal do Ceará. Fez residência de Clínica médica e Anestesiologia pela mesma universidade. Titulado em terapia intensiva pela AMIB e em Medicina de Emergência pela ABRAMEDE. Fez especialidade de Neurointensivismo no Hospital Sírio-Libanês. Um dos maiores protagonistas da criação da Medicina de Emergência como especialidade Médica no Brasil, sendo fundador da ABRAMEDE. Professor de Medicina de Emergência da Universidade de Fortaleza (UNIFOR). Fundador da Residência de Medicina de Emergência do Ceará. Coordenador do Samu Fortaleza e Coordenador da Unidade de Emergência do Hospital Carlos Alberto Studart.

Isnard Lúcio Melo Nascimento

Médico formado pela Universidade Federal do Ceará. 1º lugar no concurso público federal do Ministério da Saúde para Medicina Intensiva (CE). Cardiologista pela Sociedade Brasileira de Cardiologia. Arritmologista pela Sociedade Brasileira de Arritmia Cardíaca. Atuou na Unidade de Terapia Intensiva Coronariana do Hospital de Messejana Dr. Carlos Alberto Studart (CE). Atuou na Unidade de Terapia Intensiva Pós-operatória de Cirurgia Cardíaca do Hospital de Messejana Dr. Carlos Alberto Studart (CE). Atuou no Ambulatório de Marcapasso e Arritmias Cardíacas do Hospital de Messejana Dr. Carlos Alberto Studart (CE). Atuou no Pronto Atendimento e Sala de Parada Cardiorrespiratória da Emergência do Hospital de Messejana Dr. Carlos Alberto Studart (CE). Professor de Eletrocardiograma da Residência de Medicina de Emergência (CE). Professor de Eletrocardiograma do Internato de Emergências Cardiopulmonares (CE).

Sumário

Prefácio IX

Capítulo 1 – ECG 1

    Gabarito 171

    Respostas comentadas 172

Capítulo 2 – Questionário 193

    Gabarito 216

Capítulo 3 – Comentários importantes em eletrocardiografia 217

    Breves comentários sobre sobrecarga ventricular esquerda (SVE) 217

    ECG do atleta 218

    Breves comentários sobre sobrecarga ventricular direita (SVD) 219

    Breves comentários sobre mecanismo das arritmias 219

    Torsades de pointes (TDP) 221

    Breves comentários sobre taquicardia ventricular (TV) 222

    Breves comentários sobre canalopatias cardíacas 226

    Breves comentários sobre taquicardia ventricular polimórfica
        catecolaminérgica 227

    Breves comentários sobre taquicardia juncional automática
        ou atividade trigada 228

    Breves comentários sobre repolarização precoce (RP) 228

    Breves comentários sobre pré-excitação 229

Arritmias das vias acessórias 230

Breves comentários sobre taquiarritmias supraventriculares..................232

Referências bibliográficas...242

Capítulo 4 – Covid-19...245

Características gerais sobre a infecção pelo
coronavírus (SARS-CoV-2) 245

Diagnóstico clínico 245

Critérios para intubação – Covid-19 247

Injúria miocárdica aguda nos pacientes com Covid-19...........................247

Arritmias cardíacas – Covid-19 248

Fibrilação atrial – Covid-19 249

Índice remissivo..265

Prefácio

A invenção do eletrocardiógrafo, em 1902, pelo fisiologista holandês Willem Einthoven, sem dúvidas contribuiu para uma nova era na Medicina. Embora a tecnologia tenha avançado de forma impressionante, esse exame de realização simples mas de interpretação muitas vezes complexa continua vivo, indispensável para o dia a dia dos profissionais e dita ações e procedimentos. Nesse contexto, o Prof. Isnard Lúcio Melo tem um destaque muito especial: cardiologista fascinado pela eletrocardiografia, ele nos presenteia com um número expressivo de eletrocardiogramas que acumulou durante sua vida nos mais intensos plantões de sua brilhante carreira médica. *Eletrocardiografia avançada* é uma obra viva e instigante realizada em forma de exercícios e comentários que com certeza prenderão a atenção do leitor. Atual, traz alterações eletrocardiográficas em pacientes acometidos pela Covid-19 ou drogas relacionadas. Bons exercícios a todos.

Frederico Arnaud
Médico emergencista RQE 8974

Siglas de algumas abreviaturas cardiológicas

Sigla	Descrição
AD	Átrio direito
AE	Átrio esquerdo
BIRE	Bloqueio incompleto do ramo esquerdo
BIRD	Bloqueio incompleto do ramo direito
BCRD	Bloqueio completo do ramo direito
BCRE	Bloqueio completo do ramo esquerdo
BDAS	Bloqueio da divisão anterossuperior
BDPI	Bloqueio da divisão posteroinferior
BDAM	Bloqueio da divisão anteromedial
CIA	Comunicação interatrial
CIV	Comunicação interventricular
ECG	Eletrocardiograma
IAM	Infarto agudo do miocárdio
NAV	Nó atrioventricular
SAD	Sobrecarga atrial direita
SAE	Sobrecarga atrial esquerda
SQTL	Síndrome do QT longo
SVD	Sobrecarga ventricular direita
SVE	Sobrecarga ventricular esquerda
PCA	Persistência do canal arterial
PF	Plano frontal
PH	Plano horizontal
TPSV	Taquicardia paroxística supraventricular
TV	Taquicardia ventricular
VD	Ventrículo direito
VE	Ventrículo esquerdo

1
ECG

1. De acordo com o ECG, marque a opção correta:

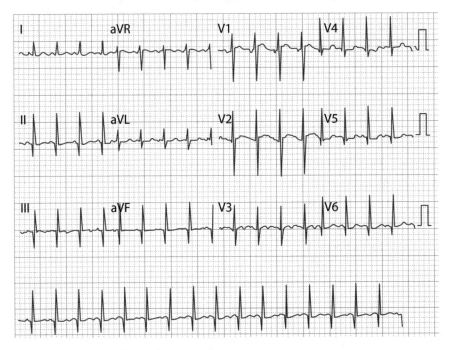

a) SVE parede livre (-).
b) Morris positivo.
c) Hipertrofia do septo.
d) IAM – fase crônica inferodorsal lateral.
e) Miocardiopatia hipertrófica.

2. Assinale a opção mais adequada:

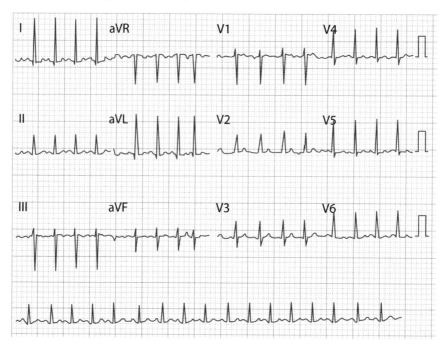

a) Cornell positivo para SVE.
b) AVL > 11 mm.
c) Levorrotação para VE.
d) SVE + BEDAM.
e) Morris positivo.

3. Escolha a principal opção:

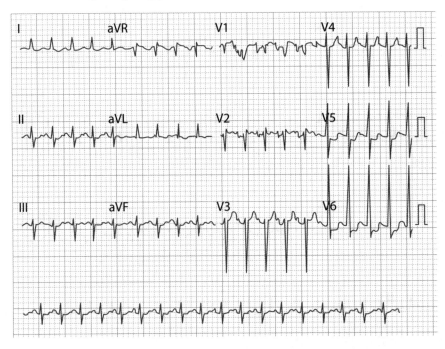

a) SAD SAE SVE.
b) SAE SVE tipo sistólica.
c) SAD SAE SVE com efeito digitálico.
d) Penaloza positiva SAE SVE diastólica.
e) SAE SVE diastólica com efeito digital.

4. Estado de desorientação:

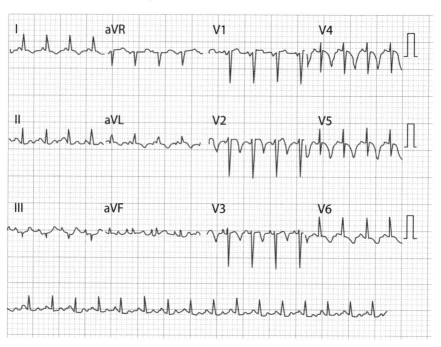

a) AVC.
b) Alcoolismo agudo.
c) Isquemia miocárdica.
d) Isquemia miocárdica epicárdica.
e) Isquemia anterior segundo endocárdica.

5. A alternativa mais conveniente é:

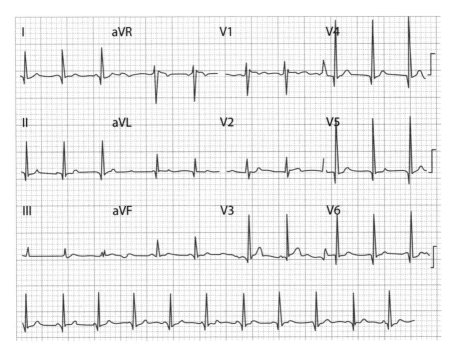

a) Padrão juvenil.
b) Atleta.
c) Sexo feminino.
d) Miocardiopatia hipertrófica.
e) SVE parede livre septal e Yamagushi.

6. ECG de padrão de rara associação:

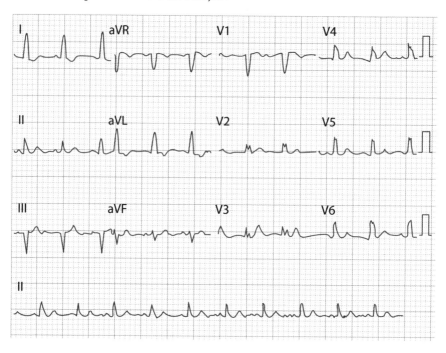

a) BCRE + SVE.
b) BCRE + BDAM.
c) BCAE + BDAM + isquemia subepicárdica.
d) Presença de Cabrera.
e) BCRE + BDAM isquemia miocárdica anterior extensa.

7. Escolha a alternativa que aponta morbidade e mortalidade presentes:

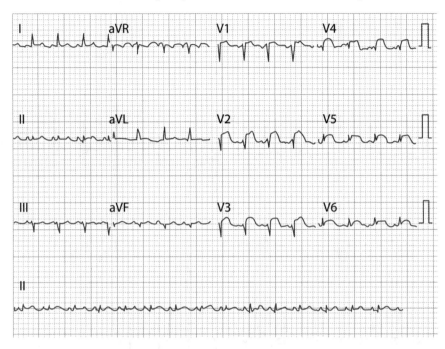

a) IAM anterior extensa com baixa voltagem traduz baixa morbidade.
b) IAM anterior extensa com alta morbidade.
c) IAM anterior extensa com ST parabólico e baixa voltagem.
d) IAM + aneurisma.
e) IAM com obstrução da DA.

8. De acordo com o ECG, marque a opção correta:

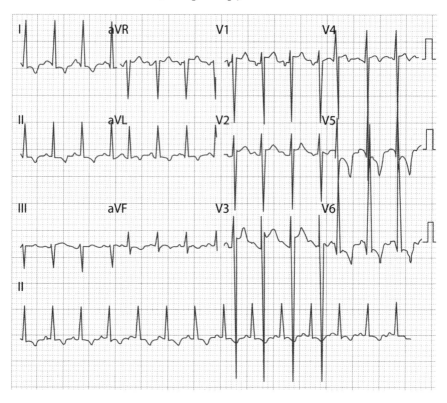

a) SVE diastólico.
b) SVE sisto-diastólico.
c) Padrão *strain*.
d) SVE + SAE + SVD.
e) SVE basal parede livre – apical.

9. De acordo com o ECG, marque a opção correta:

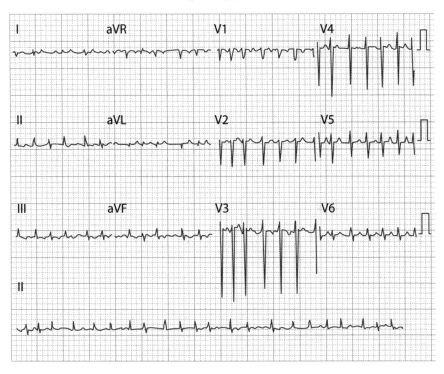

a) FA + SVE.
b) FA + SVE e Penaloza positiva + SVD.
c) FA + SVE mais importante SVD.
d) FA + SVE + SVD SAE + SAD.
e) SVD > SVE.

10. De acordo com o ECG, marque a opção correta:

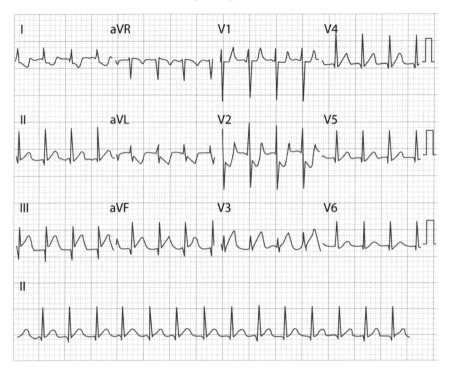

a) IAM fase aguda inferodorsal atenuado.
b) IAM fase hiperaguda inferodorsal.
c) IAM aguda inferodorsal com obstrução CD.
d) IAM fase aguda inferodorsal + taquicardia nodal.
e) IAM aguda proximal CD proximal alto risco.

11. Identifique a alternativa mais correta:

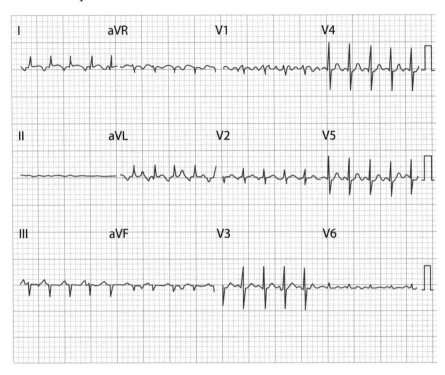

a) Taquicardia atrial direita inferior.
b) Taquicardia nodal incomum.
c) Taquicardia Coumell.
d) Taquicardia atrial esquerda.
e) Taquicardia cristal.

12. Determine a opção mais correta:

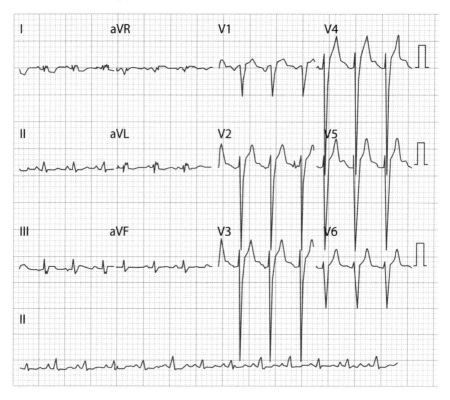

a) BCRE + SVE + SVD.
b) BIRE + SVE.
c) BIRE + ÂQRS indeterminado.
d) BIRE + SVE + SVD.
e) SVE + SVD rotação horária e ÂQRS indeterminado.

13. Assinale a melhor opção:

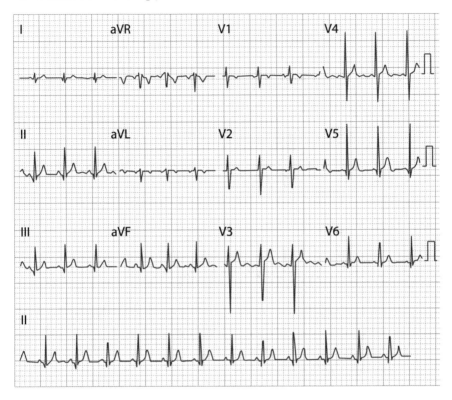

a) Hipertrofia septal.
b) SVD.
c) SVE + SVD.
d) Jovem longilíneo.
e) S1 Q3 indica SVD.

14. Escolha a opção mais saudável:

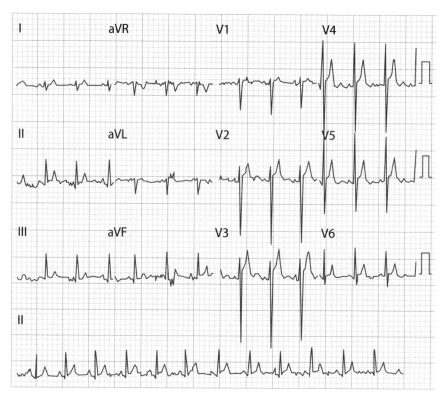

a) Normal brevilíneo.
b) Normal longilíneo.
c) SVD.
d) Normal normolíneo.
e) Sexo feminino.

15. Procure a opção mais acertada:

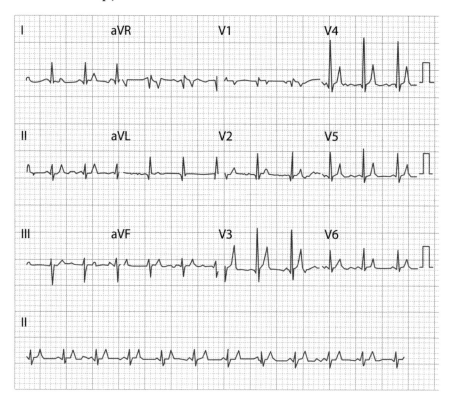

a) Brugada tipo II.
b) Variante normal.
c) VE muito levorrodado.
d) Deformidade torácica.
e) *Pectus excavatum.*

16. De acordo com o ECG, marque a opção correta:

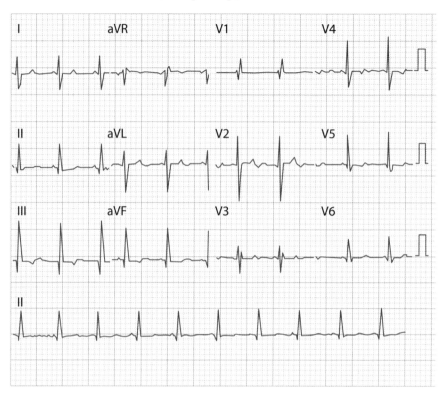

a) SVE + SVD.
b) SVD anterior.
c) SVD + SVE + BCRD.
d) BCRD + BPDI + BDAM.
e) BIRD + BPDI.

17. Fase aguda do IAM. Qual a melhor escolha?

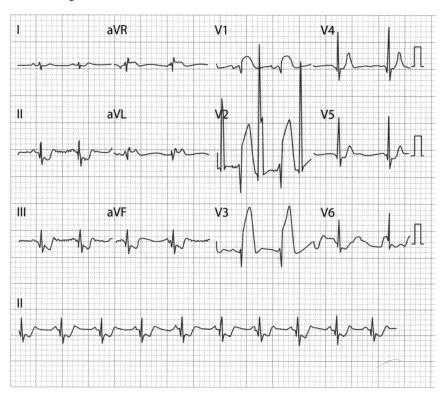

a) IAM fase aguda proximal diagonal.
b) IAM fase aguda proximal 1ª septal.
c) IAM fase aguda grande risco.
d) IAM fase aguda proximal.
e) Fenômeno de Winter.

18. A suspeita maior é:

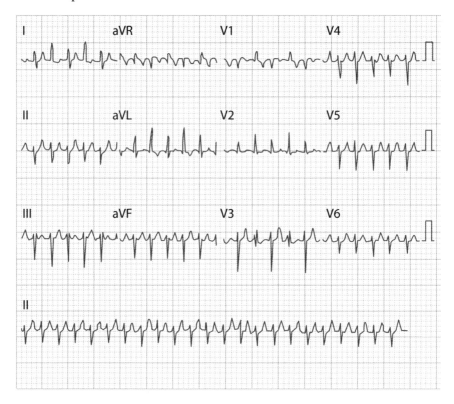

a) WPW oculto.
b) TV fascicular.
c) Taquicardia atrial.
d) Derrame pericárdico.
e) Intoxicação digitálica.

19. A suspeita maior é:

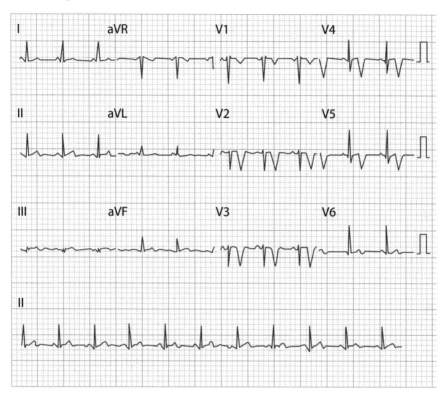

a) Necrose septal.
b) Necrose anterosseptal.
c) Necrose septal + isquemia subendocárdica parede livre.
d) Necrose anterosseptal isquemia subepicárdica anterior extensa.
e) Padrão Wellens.

20. De acordo com o ECG, marque a opção correta:

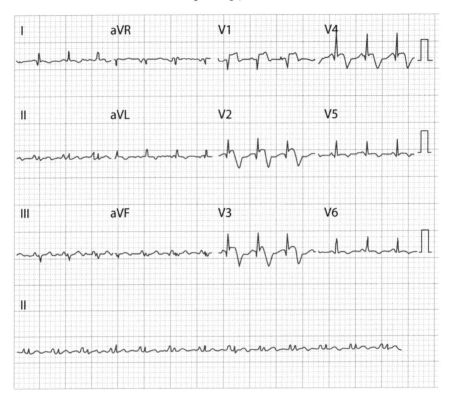

a) Fase aguda IAM.
b) Fase hiperaguda IAM anterosseptal.
c) Fase subaguda IAM septal-lateral VE.
d) Fase aguda IAM septal.
e) Fase subaguda IAM anterosseptal.

21. Escolha a alternativa mais conveniente:

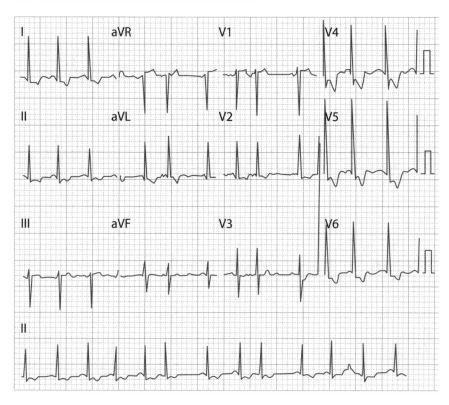

a) SVE sistólica parede livre VE.
b) SVE diastólica de levorrotação no PH.
c) SVE diastólica grande levorrotação e horizontalização.
d) Padrão *strain* VE.
e) SVE sistólica de levorrotação e horizontal no PF.

22. A grande suspeita é:

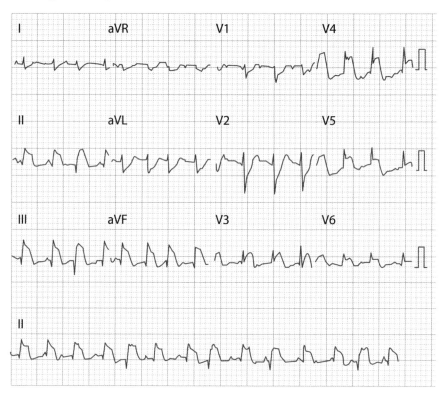

a) Obstrução proximal CD de anatomia longa.
b) Obstrução CD + CX.
c) Obstrução proximal CD + não dominante.
d) Obstrução proximal CD + superdominante.
e) Obstrução CX superdominante.

23. De acordo com o ECG, marque a opção correta:

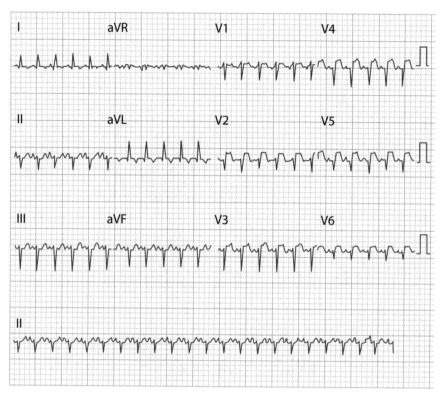

a) Efeito janela elétrica de Wilson.
b) Padrão de fase aguda tardia anterior extensa.
c) IAM anterior + aneurisma ponta.
d) IAM + BDAS aneurisma ponta.
e) IAM anterior extenso fase aguda aneurisma.

24. De acordo com o ECG, marque a opção correta:

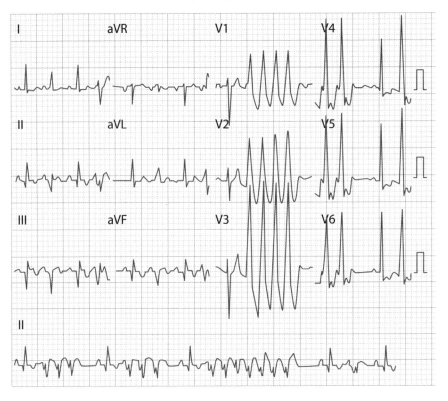

a) Taquicardia antidrômica.
b) Taquicardia VE não sustentada.
c) SVE necrose inferodorsal TV não sustentada.
d) WPW intermitente.
e) Taquicardia antidrômica feixe posterior anel mitral.

25. De acordo com o ECG, marque a opção correta:

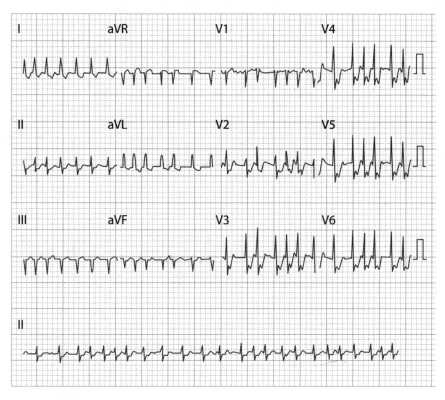

a) FA + SVE + SAE obstrução tronco coronária esquerda.
b) Vetor de injúria endocárdica a menos 150 graus, sugerindo suboclusão do tronco coronária esquerda.
c) Vetor de injúria subendocárdica localizada a zero grau.
d) O AVR que tem maior sensibilidade para injúria intracavitária.
e) Suboclusão no tronco da coronária esquerda.

26. A suspeita recai sobre:

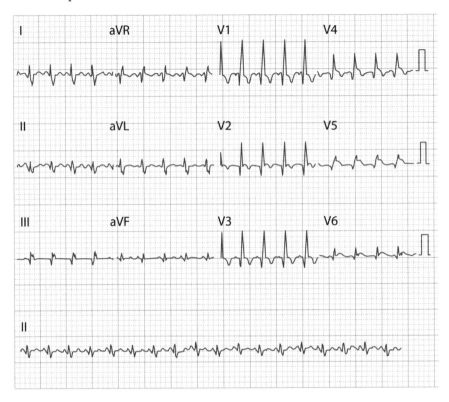

a) Obstrução proximal da 1ª septal da DA.
b) Fase subaguda IAM anterior extenso + BCRD com obstrução proximal da 1ª diagonal da DA.
c) Fase aguda tardia IAM anterior obstrução proximal da 1ª septal da DA.
d) Fase subaguda anterior obstrução proximal da 1ª septal.
e) Fase subaguda IAM anterior extenso + BCRD com obstrução da 1ª septal da DA.

27. Assinale a alternativa suspeita:

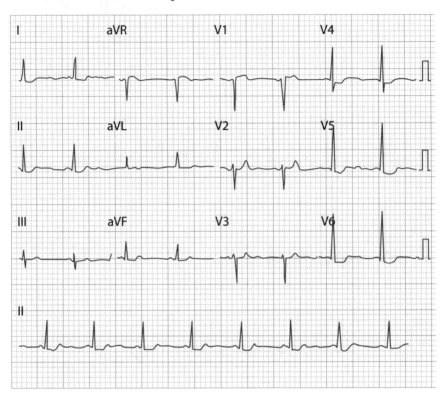

a) Efeito digital.
b) ST com efeito *strain*.
c) WPW.
d) Sinais de lesão de tronco da DA.
e) WPW tipo onda delta imperceptível.

28. Aponte a decisão correta:

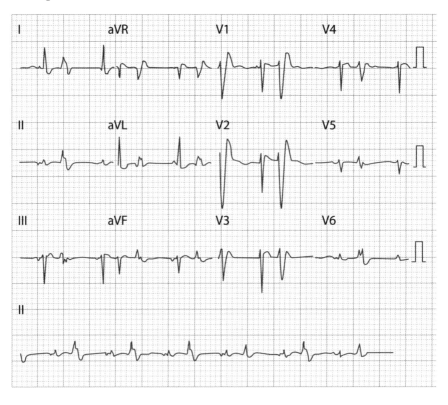

a) Extrassístole mostra Chapman (+) Sgarbossa (+).
b) Extrassístole não é bom marcador para DAC.
c) Extrassístole típica de reperfusão.
d) Sabe-se que bloqueio BCRE na vigência do IAM mascara as alterações do distúrbio de condução. A extrassístole em vigência traz as características do IAM + BCRE ditados por critério de Sgarbossa.
e) Intoxicação digitálica.

29. De acordo com o ECG, marque a opção correta:

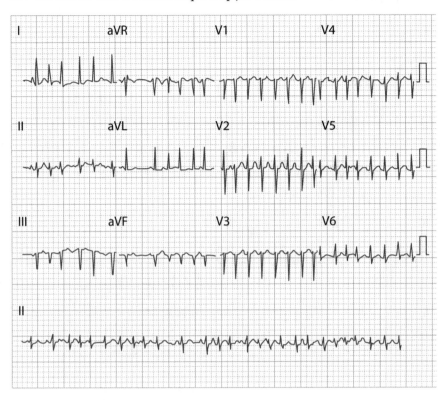

a) Intoxicação digitálica.
b) DPOC.
c) Hipertireoidismo.
d) Virose.
e) DPOC + SVE.

30. A lógica do ECG favorece:

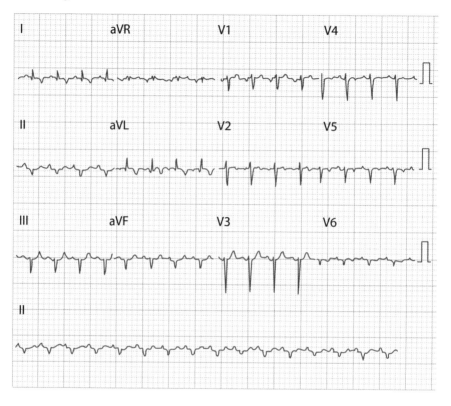

a) SAE BDAS fase crônica do IAM inferolateral.
b) Levo e dextrorrotação traduzem sobrecarga biventricular.
c) Necrose inferolateral.
d) R inicial em AVR sugere fortemente necrose inferior.
e) R inicial em AVR sugere fortemente necrose inferior inferolateral.

31. Escolha a possibilidade maior:

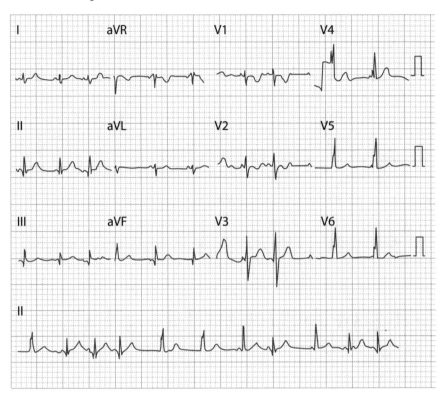

a) Variante da normalidade.
b) Bloqueio ramo frequência-dependente.
c) WPW intermitente.
d) Bloqueio de ramo fase 4.
e) SVE + SVD.

32. De acordo com o ECG, marque a opção correta:

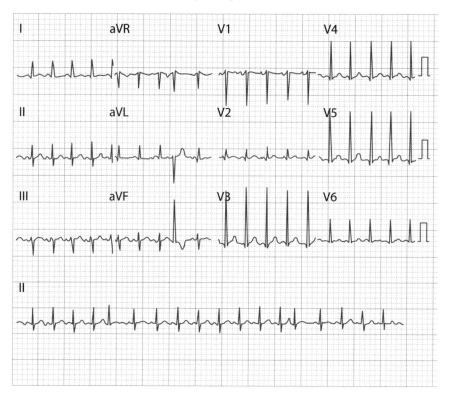

a) Masculino brevilíneo.
b) Tórax espada.
c) Atleta.
d) SVE sistólica exclusivo parede livre.
e) SVE anterior e parede livre do VE.

33. De acordo com o ECG, marque a opção correta:

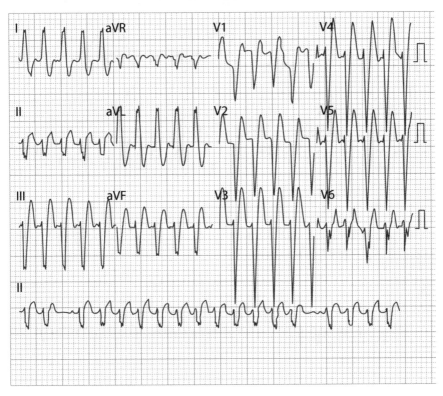

a) Taquicardia supra frequência-dependente.
b) Taquicardia via saída VD.
c) Taquicardia via saída VE.
d) Taquicardia atrial não sustentada BCRE preexistente.
e) Taquicardia atrial BCRE frequência-dependente.

34. Assinale a opção sugestiva:

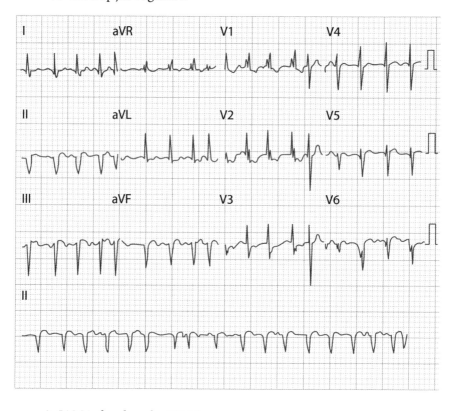

a) IAM inferodorsal + BDAS.
b) Bloqueio ramo frequência-dependente.
c) IAM inferodorsal lateral.
d) IAM inferodorsal + BDAS + FA intermitente.
e) SVE + SVD.

35. A suspeita principal é:

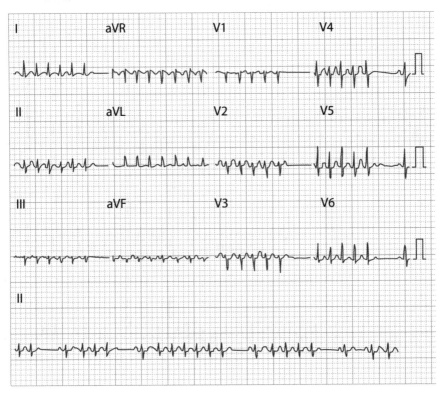

a) Taquicardia atrial não sustentada.
b) Taquicardia sinusal não sustentada.
c) WPW oculto.
d) Taquicardia nodal não sustentada.
e) Taquicardia cristal.

36. De acordo com o ECG, marque a opção correta:

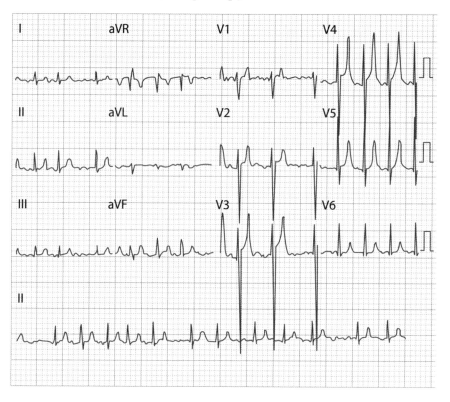

a) Fibrilação atrial e hiperpotassemia.
b) Fibrilação atrial + SVE + hiperpotassemia.
c) Fibrilação atrial + SVE + SAE + Penaloza positivo.
d) Fase hiperaguda do IAM.
e) Hiperpotassemia hipocalcemia.

37. De acordo com o ECG, marque a opção correta:

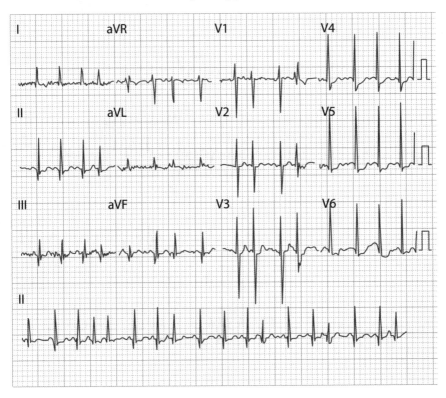

a) SVE global.
b) SVE septal-parede livre e basal.
c) SVE parede livre.
d) SVE sistólica parede livre + Ashman positivo.
e) SVE global.

38. Procure a melhor opção:

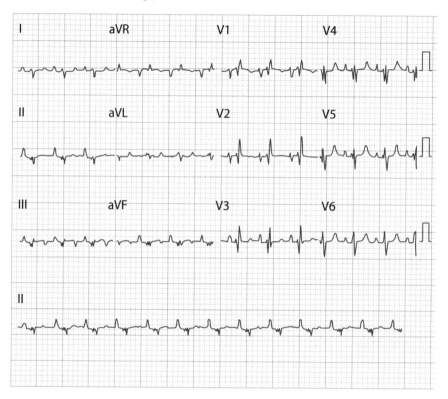

a) SVD + SAD.
b) SVD trabecular SAD.
c) SVD trabecular via saída e zona parasseptal.
d) SVD trabecular SAD + SAE + SVE.
e) SVD via saída parede livre-trabecular AD gigante.

39. De acordo com o ECG, marque a opção correta:

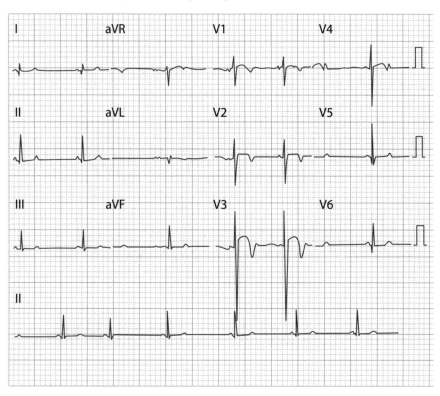

a) Atleta de raça negra.
b) Wellens.
c) Miocardiopatia hipertrófica.
d) Adolescente.
e) Compatível com atleta competitivo.

40. De acordo com o ECG, marque a opção correta:

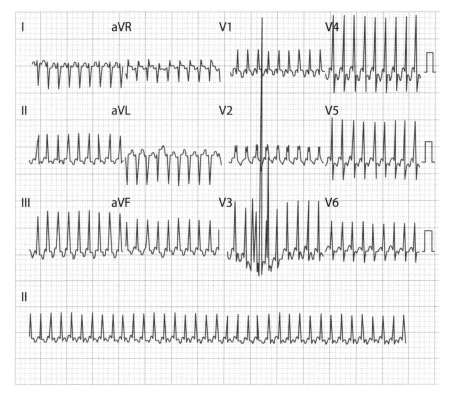

a) Taquicardia fascicular anterossuperior.
b) Taquicardia fascicular posteroinferior.
c) Taquicardia com aberrância condução ramo direito.
d) *Flutter* com aberrância em criança.
e) Taquicardia antidrômica.

41. Considere a melhor opção:

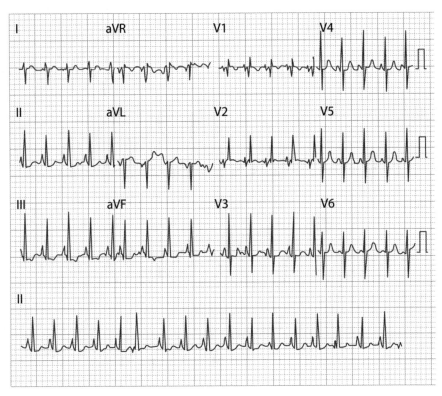

a) SAD + SVD anterior.
b) SAD + SVD parede livre parasseptal.
c) SAD + SVD trabecular parede livre.
d) SAD + SVD via saída zona trabeculada.
e) SAD + SVD parede livre.

42. De acordo com o ECG, marque a opção correta:

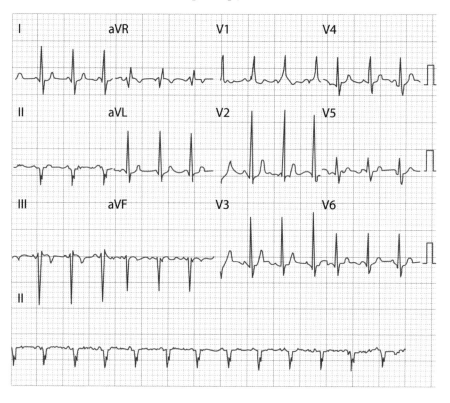

a) BCRD + BDAM + SVE.
b) SVD + BDAM + SVE.
c) BCRD BDAM necrose inferodorsal.
d) BCRD BDAS BDAM SVE.
e) WPW.

43. Indique a alternativa com a lógica maior:

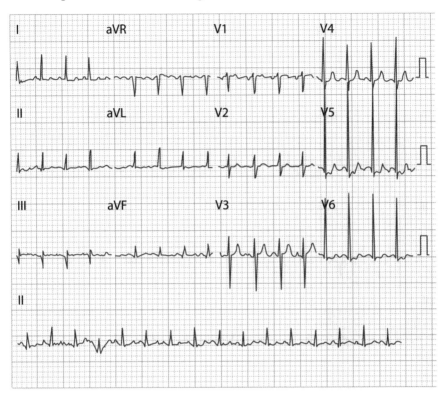

a) SVE sisto-diastólica parede livre.
b) Longilíneo tórax espada.
c) SVE sistólico.
d) SVE padrão *strain*.
e) Biótipo longilíneo.

44. A resposta concordante é:

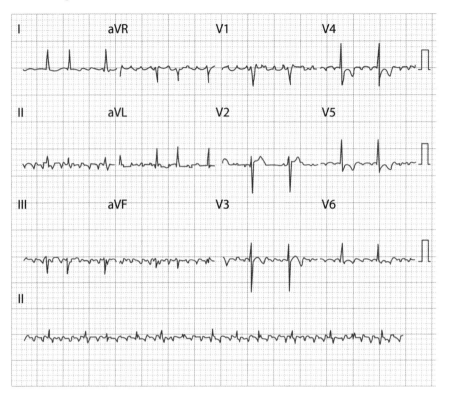

a) *Flutter* anti-horário.
b) *Flutter* reverso.
c) *Flutter* comum + BAV de segundo grau, de condução variável.
d) Taquicardia atrial caudal BAV variável.
e) *Flutter* AE pós-ablação.

45. A opção mais plausível é:

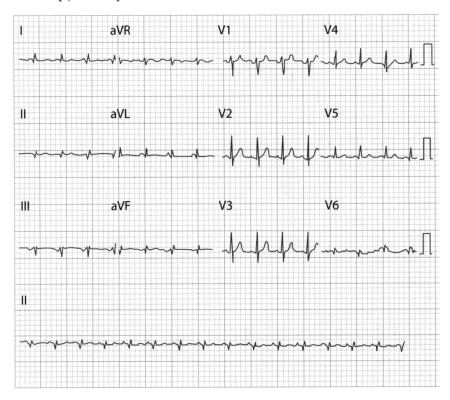

a) Necrose inferolateral dorsal transmural extenso.
b) Necrose inferolateral dorsal intenso e não extenso.
c) Necrose inferolateral dorsal não transmural e extenso.
d) Ponta para a frente rotação horário PF e levorrotação PH.
e) Fase tardia IAM inferolateral.

46. Escolha a alternativa que lhe convenha:

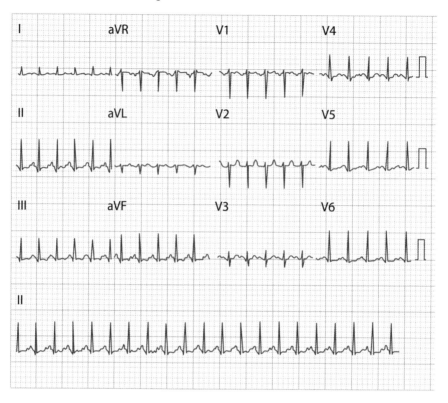

a) Taquicardia sinusal normal.
b) Taquicardia sinusal inapropriada.
c) Taquicardia da crista terminal.
d) Taquicardia sinoatrial.
e) Todas as opções estão corretas.

47. Em um consenso clínico e elétrico, a opção correta é:

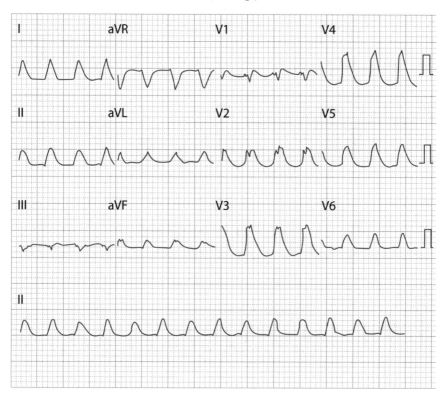

a) *Flutter* ventricular.
b) Ritmo idioventricular agônico.
c) Taquicardia ventricular reentrante pós-potencial.
d) IAM obstrução tronco coronária esquerdo.
e) Ritmo idioventricular acelerado.

48. De acordo com o ECG, marque a opção correta:

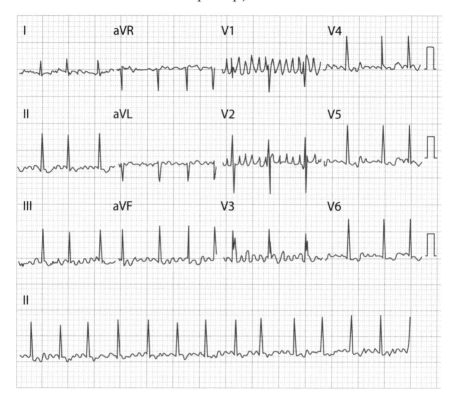

a) *Flutter* átrio esquerdo.
b) *Flutter* átrio direito horário.
c) *Flutter* dependente incisão cirúrgica.
d) *Flutter* istmo-dependente.
e) Taquicardia das veias pulmonares.

49. De acordo com o ECG, marque a opção correta:

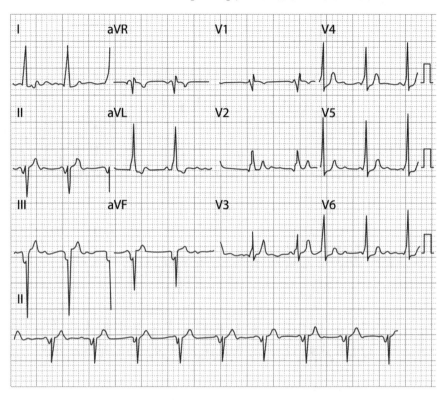

a) WPW posterosseptal.
b) WPW anterosseptal.
c) WPW mediosseptal.
d) WPW anel tricúspide anterior.
e) SVE.

50. Indique a alternativa mais correta:

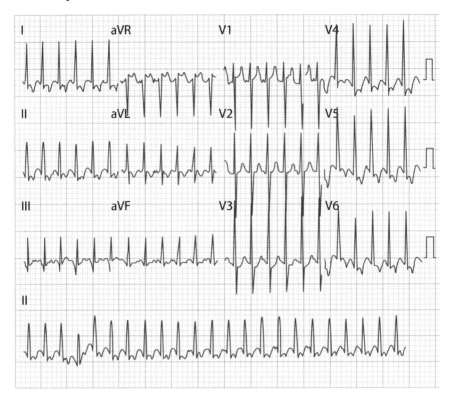

a) Taquicardia atrial inferior direita.
b) Taquicardia ortodrômica.
c) Taquicardia supraventricular.
d) SVE + taquicardia ortodrômica.
e) SVE + taquicardia nodal.

51. De acordo com o ECG, marque a opção correta:

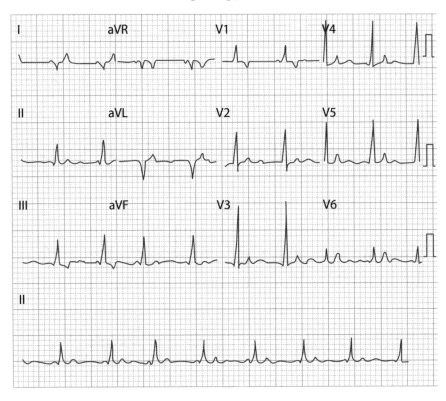

a) WPW feixe lateral esquerdo.
b) WPW feixe inserido no anel mitral lateral.
c) BCRD + BDAM BDPI.
d) WPW posterosseptal VD.
e) WPW posterosseptal anel mitral.

52. Pode haver suspeita de:

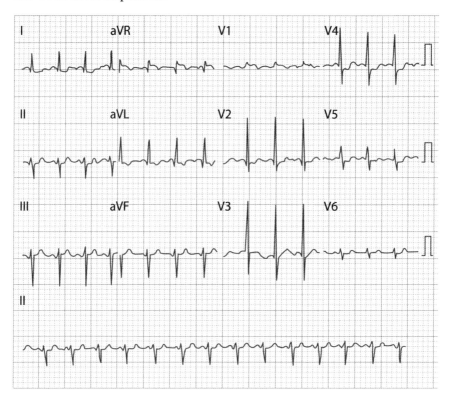

a) BCRD + BDAS + BDAM obstrução da proximal a 1ª septal.
b) BCRD + BDAS + BDAN obstrução tronco coronária esquerda.
c) BIRD + BDAS + BDAM semiobstrução tronco coronária esquerda.
d) Obstrução proximal da DA.
e) BIRD + BDAS + BDAM obstrução tronco coronária esquerda.

53. Aponte a opção mais apropriada:

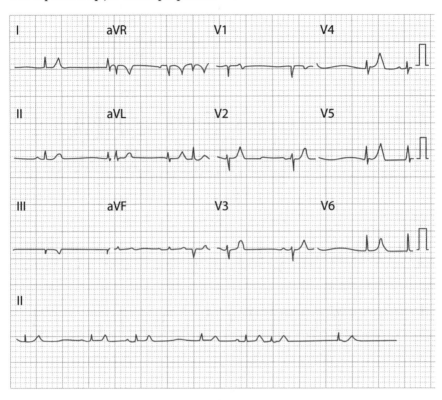

a) Bloqueio AV 2º grau tipo I.
b) Bloqueio AV 2º grau tipo I atleta.
c) Bloqueio AV 2º grau tipo I + isquemia subendocárdico circunferencial.
d) Vagal-variante normal.
e) Persistência padrão juvenil mulher.

54. De acordo com o ECG, marque a opção correta:

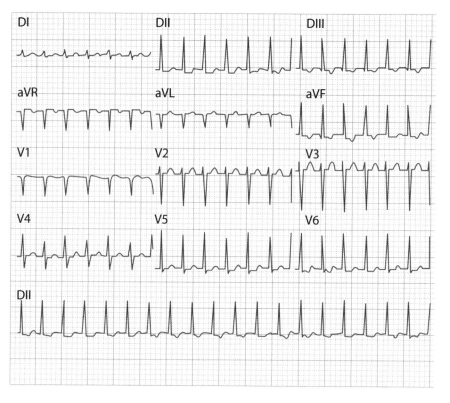

a) Taquicardia sinusal inapropriada.
b) Taquicardia atrial direita baixa.
c) Taquicardia cristal superior direita do AD.
d) WPW oculto clássico.
e) Taquicardia nodal reentrante clássica.

55. De acordo com o ECG, marque a opção correta:

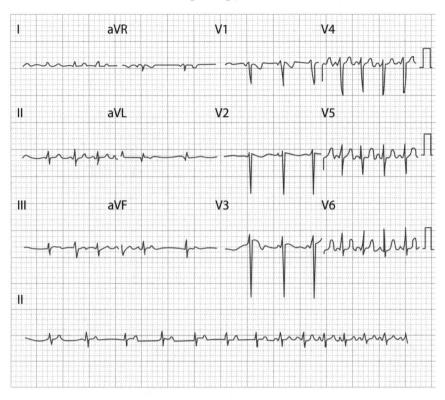

a) Taquicardia atrial sustentada sítio cristal.
b) Taquicardia atrial esquerda não sustentada sítio basal.
c) Taquicardia atrial septal não sustentada.
d) Taquicardia sinoatrial não sustentada.
e) Taquicardia sinusal inapropriada.

56. Assinale a alternativa conveniente:

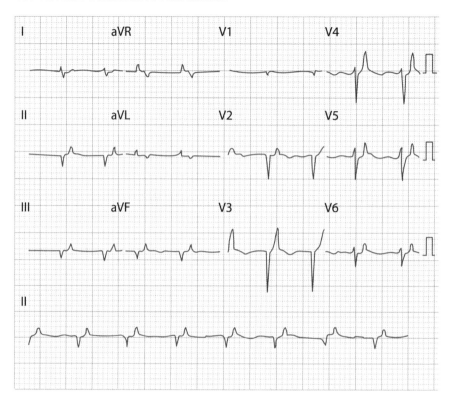

a) Ritmo idioventricular.
b) Ritmo nodoventricular.
c) Ritmo sinoventricular.
d) Ritmo atrioventricular.
e) SVE + taquicardia nodal.

57. Escolha a alternativa correta:

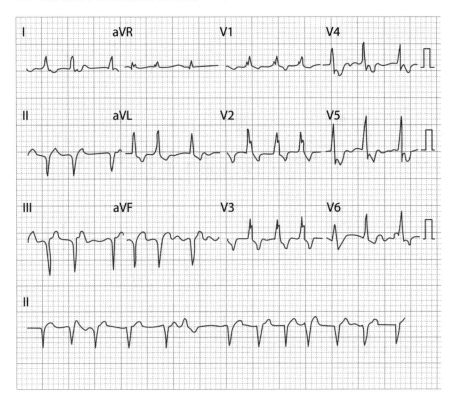

a) BCRE disfarçado.
b) BCRE + BDAS + BDAM.
c) BCRE + BDAS + BDAM + IAM inferodorsal.
d) BCRD + BDAM + BDAS.
e) IAM inferodorsal.

58. De acordo com o ECG, marque a opção correta:

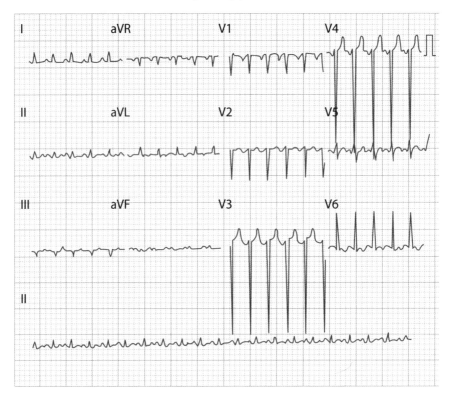

a) SVE + SAE + SAD + SVD.
b) SVE + SAE.
c) SVE + zona anteroseptal negativa.
d) SVE predominante basal.
e) SVE basal-parede livre.

59. De acordo com o ECG, marque a opção correta:

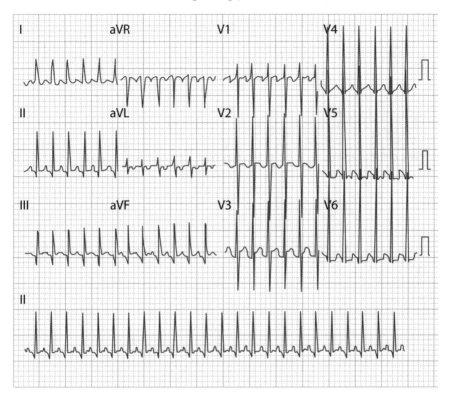

a) Sobrecarga VE isolada.
b) Sobrecarga VE-VD.
c) Sinal Katz-Watchel precordiais.
d) SAD + SAE + SVE SVD.
e) Sobrecarga VE > VD.

60. De acordo com o ECG, marque a opção correta:

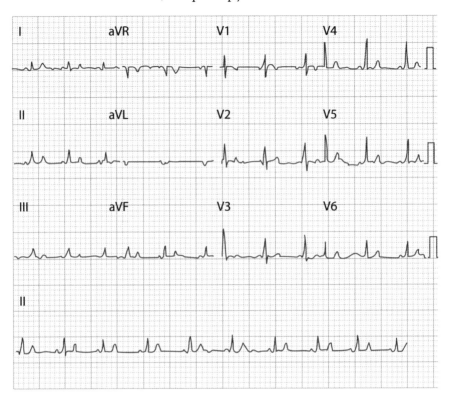

a) WPW anel mitral posterosseptal.
b) WPW anel tricúspide anterior.
c) WPW anel tricúspide posterior septal.
d) WPW anterior anel mitral.
e) WPW lateral esquerdo na valva mitral.

61. Encontre a lógica:

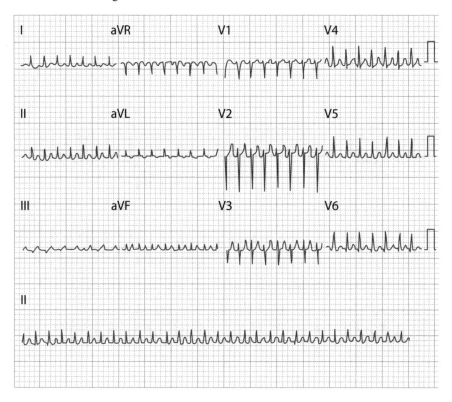

a) Taquicardia atrial.
b) Taquicardia ortodrômica.
c) Taquicardia nodal.
d) Taquicardia ortodrômica posterosseptal direita.
e) WPW oculto.

62. De acordo com o ECG, marque a opção correta:

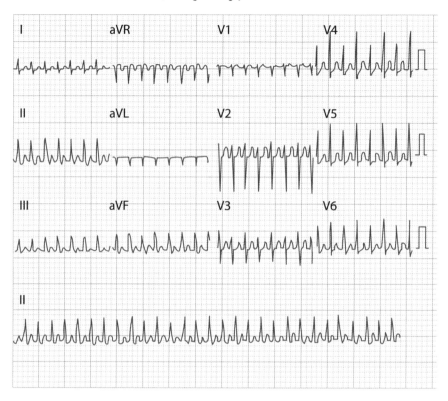

a) Taquicardia nodal.
b) Taquicardia ortodrômica oculta lateral esquerda anel mitral.
c) Taquicardia ortodrômica posterosseptal esquerda.
d) Taquicardia típica WPW oculto.
e) Taquicardia típica ortodrômica WPW septal.

63. De acordo com o ECG, marque a opção correta:

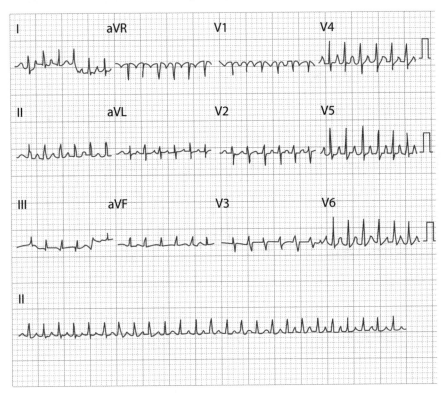

a) Taquicardia nodal.
b) Taquicardia atrial esquerda.
c) Taquicardia atrial direita.
d) WPW oculto.
e) Taquicardia ortodrômica.

64. De acordo com o ECG, marque a opção correta:

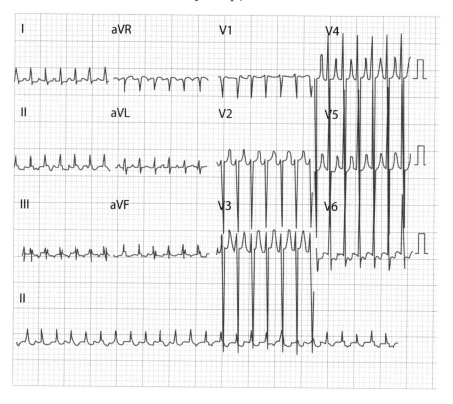

a) *Flutter* 2:1.
b) Taquicardia ortodrômica.
c) Fibrilação atrial.
d) Taquicardia atrial.
e) Taquicardia cristal superior.

65. De acordo com o ECG, marque a opção correta:

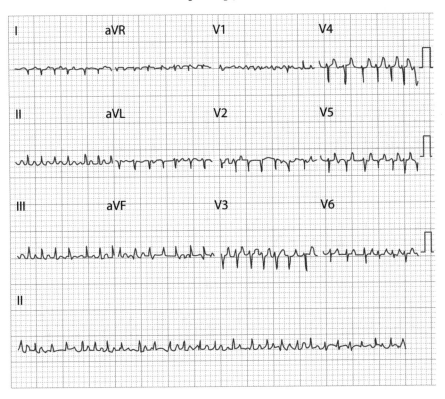

a) Taquicardia nodal.
b) Fibrilação atrial.
c) Taquicardia multifocal.
d) *Flutter* do átrio esquerdo.
e) Taquicardia atrial multifocal.

66. Assinale o provável diagnóstico:

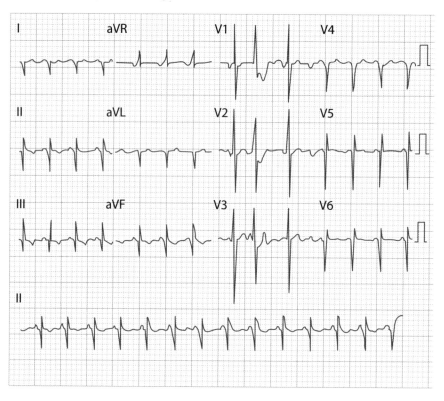

a) Estágio avançado doença coronariana.
b) SAD + SAE + SVE + SVD.
c) Caso clássico distrofia Duchenne avançada.
d) Doença de Timothy.
e) SAD + SAE + SVD + SVE + WPW.

67. Assinale a lógica do ECG:

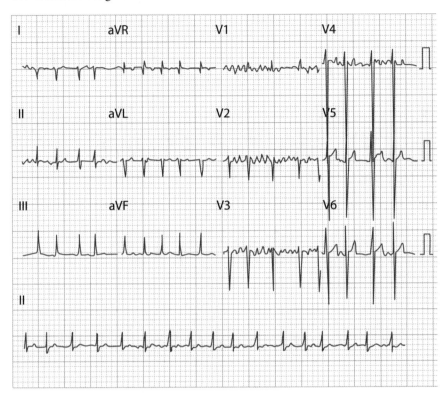

a) SVD sinal de Penaloza e fibrilação atrial.
b) SVD posterior severa.
c) SVD Penaloza positiva.
d) SVD própria da estenose mitral.
e) SVD + Penaloza (+) própria da tetralogia de Fallot.

68. Escolha a opção conveniente:

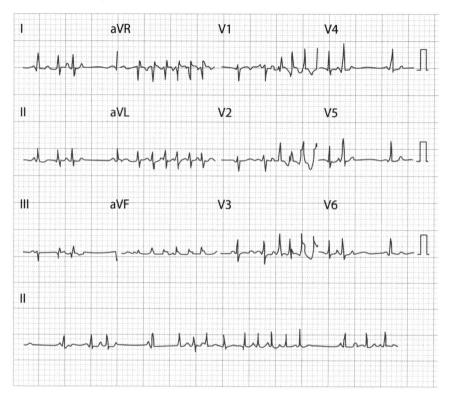

a) Aberrância condução pelo fenômeno de Ashman.
b) TV não sustentada.
c) TV não sustentada apical VE.
d) Aberrância condução produzida ciclo largo ciclo curto.
e) A e D estão corretas.

69. De acordo com o ECG, marque a opção correta:

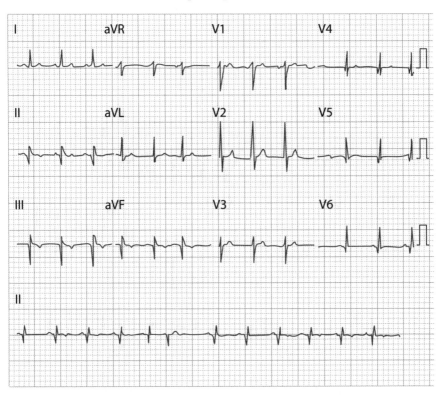

a) Necrose transmural inferodorsal lateral.
b) Necrose inferolateral dorsal extensa e transmural.
c) Necrose inferolateral dorsal extensa e não transmural.
d) Necrose inferodorsal intensa.
e) Necrose transmural extensa.

70. De acordo com o ECG, marque a opção correta:

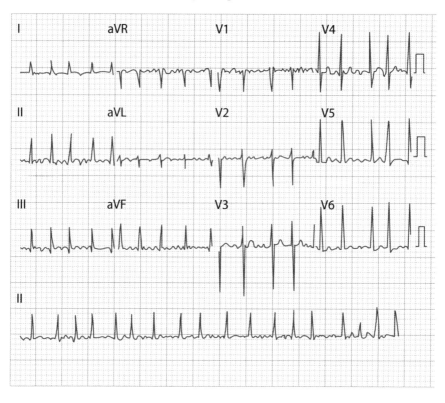

a) SVE sistólica fibrilação atrial.
b) SVE diastólica fibrilação atrial.
c) SVE + SVD + SAD + SAE.
d) Cornell negativo.
e) SVE sístole diastólica e fibrilação atrial.

71. De acordo com o ECG, marque a opção correta:

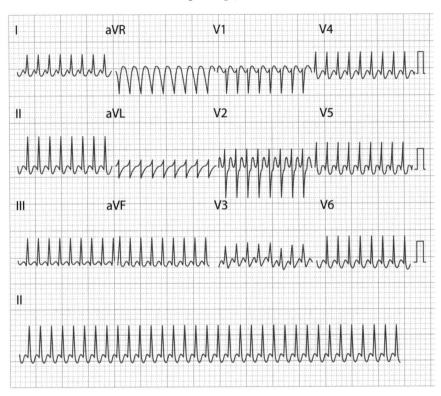

a) Taquicardia atrial esquerda.
b) Taquicardia atrial direita.
c) Taquicardia ortodrômica posteroseptal direita.
d) Taquicardia ortodrômica posteroseptal esquerda.
e) Taquicardia ortodrômica lateral esquerda da valva mitral.

72. De acordo com o ECG, marque a opção correta:

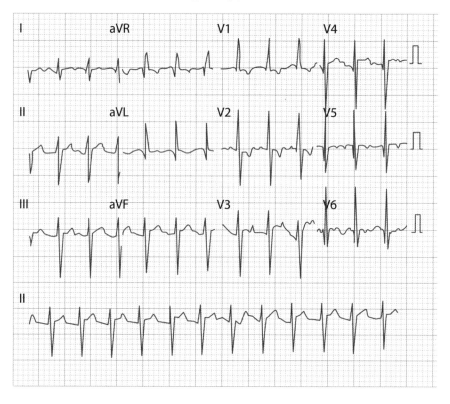

a) SVD + SVE.
b) SVD + SAD + SVE + SAE.
c) SVD parede livre sistólica SVE diastólica.
d) SVD sistólica SVE diastólica SAD + SAE.
e) SVD sistólica SVE diastólica.

73. De acordo com o ECG, marque a opção correta:

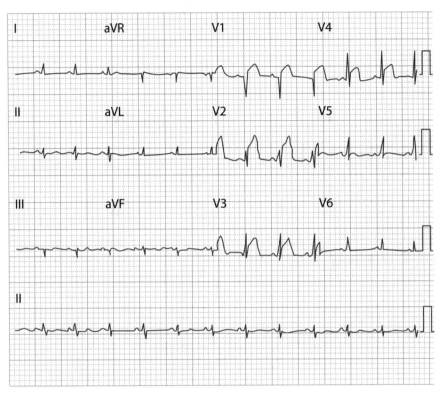

a) IAM fase aguda anterosseptal.
b) Vetor ST de injúria 90 graus paraleo PF.
c) Vetor injúria 90 graus perpendicular PF.
d) Fase hiperaguda IAM.
e) ST 90 graus no PH a imagem do ST no PF a projeção é zero.

74. De acordo com o ECG, marque a opção correta:

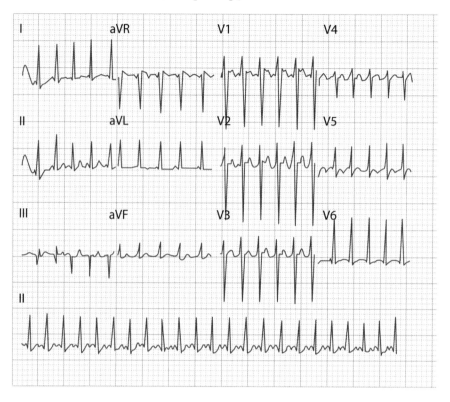

a) Síndrome LGL.
b) SVE diastólica.
c) WPW anel tricúspide.
d) WPW imperceptível.
e) WPW + SVE diastólica.

75. Aponte a alternativa correta:

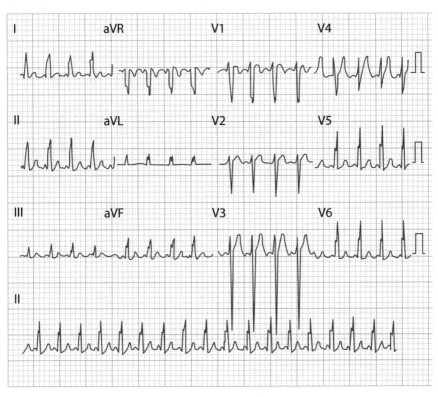

a) BCRE.
b) WPW.
c) Múltiplos feixes.
d) WPW lateral do anel tricúspide.
e) BCRE + SVD.

76. De acordo com o ECG, marque a opção correta:

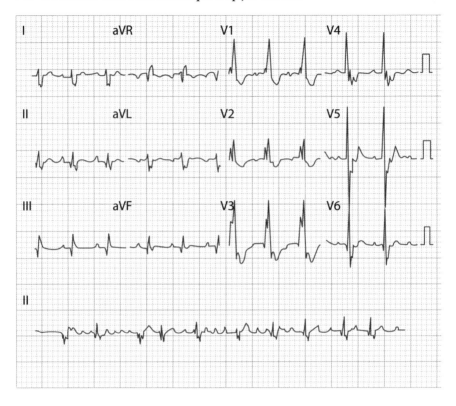

a) BCRD + BDPI + SVD + SVE + BAV 1º grau.
b) Síndrome Rosenbaum.
c) BCRD + BDPI alternado + BDAS + BAV 1º grau.
d) BCRD + BDPI alternado + BDAS + BAV 2º grau avançado.
e) Síndrome Rosenbaum + SVD + SVE.

77. Aponte a melhor opção:

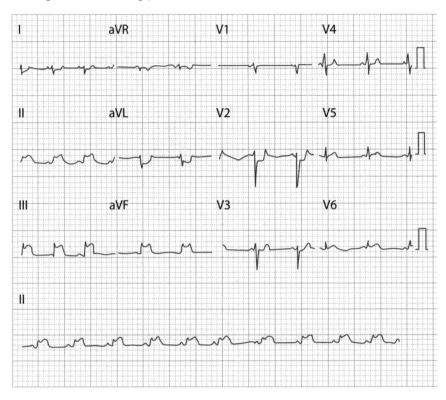

a) IAM inferolateral com obstrução da CD.
b) IAM CD longa obstrução distal.
c) IAM inferolateral com obstrução da CX.
d) IAM inferolateral e VD.
e) IAM inferolateral de obstrução distal da CD.

78. O ECG sugere:

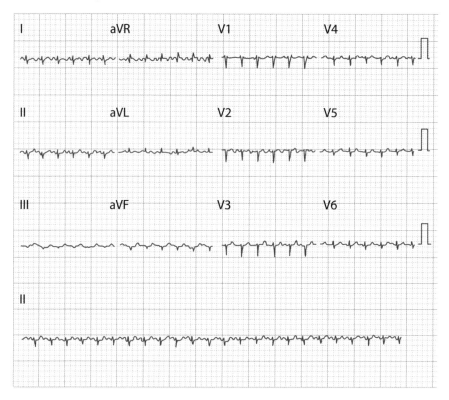

a) Asma + obesidade.
b) Derramme pericárdico + hipotireoidismo.
c) Hipertireoidismo + derrame pericárdico.
d) Hipertireoidismo + DPOC.
e) Hipertireoidismo + obesidade.

79. Encontre a opção correta:

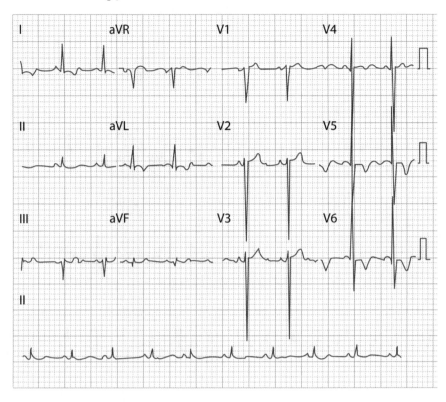

a) SVE padrão *strain*.
b) SVE basal > SVE parede livre sistólica e diastólica.
c) SVE apical parede livre + isquemia epicárdica.
d) SVE basal-apical parede livre + dextrorrodado horizontal + SAD.
e) SVE *strain*-Casale-Cornell positivos – Morris negativo, anomalia oferta e consumo de O_2.

80. Marque a opção correta:

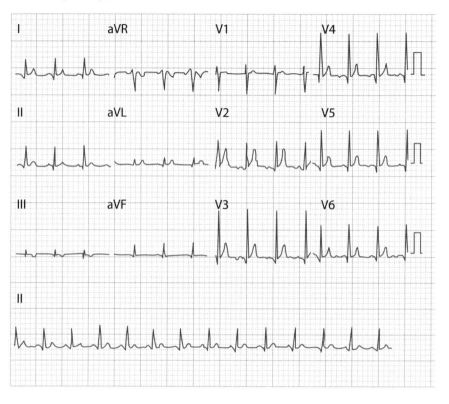

a) Levorrotação ponta para a frente.
b) Injúria anterior levorrotação no PH.
c) Injúria anterior extensa.
d) Ponta para a frente – levorrodado repolarização precoce.
e) Repolarização precoce.

81. Seja esperto:

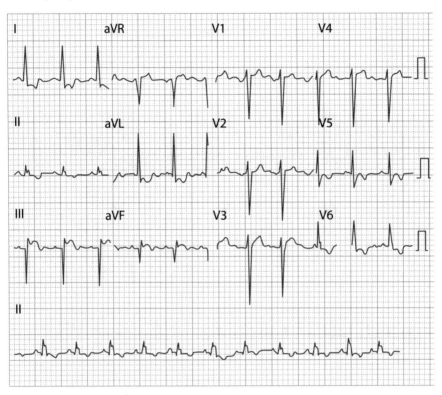

a) SVE de volume.
b) SVE excêntrica de ST digitálica.
c) SVE + Morris positivo, efeito digitálico.
d) SVE concêntrica, SVE + Morris positivo, efeito digitálico.
e) SVE excêntrica, Morris positivo, efeito digitálico.

82. Considere a lógica:

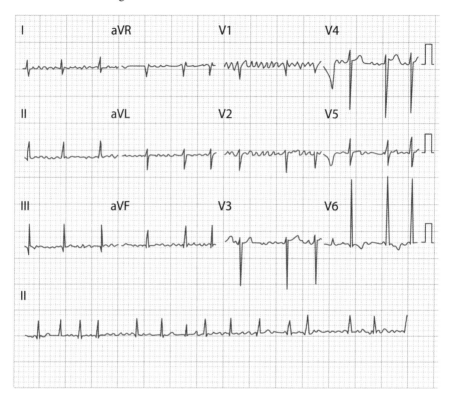

a) Penaloza (+) SVD + SVE sistólica.
b) Cornell (+) Penaloza (-) SVD SVE diastólica.
c) S1 Q3 + transição tardia fibrilação atrial + SAE SVE SVD Penaloza.
d) Rotação horária + rotação anti-horária + vertical Penaloza (+).
e) Rotação horária PH PF SAD SAE SVE > SVD + FA.

83. Dê a maior possibilidade:

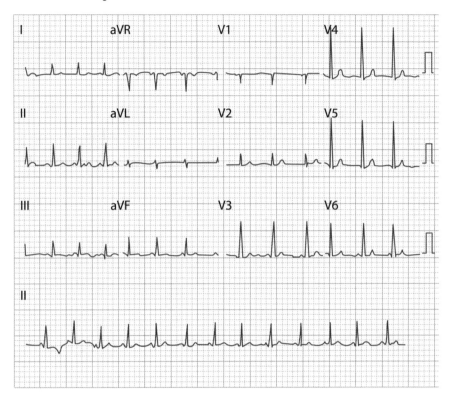

a) Levorrodado ponta para a frente – horizontal.
b) Levorrodado ponta para trás – oblíquo.
c) Levorrodado – oblíquo.
d) Levorrodado – ponta para a frente – oblíquo.
e) SVE – diastólico levorrodado.

84. Opção adequada:

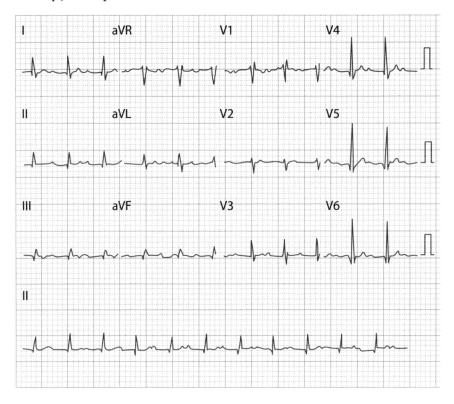

a) BIRD + dissociação AV.
b) Hipertrofia infundibular VD atraso nodal 1º grau.
c) SVD + BAV 1º grau.
d) SVE diastólica + SVD via saída + PR longo.
e) Atleta + BAV do 1º grau.

85. Afirme sua opção:

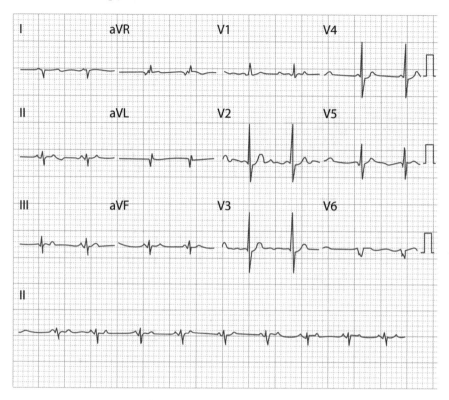

a) Troca eletrodo BD ↔ BE.
b) Necrose apical dorsal.
c) WPW.
d) Yamagushi.
e) Duchenne.

86. Julgue a opção correta:

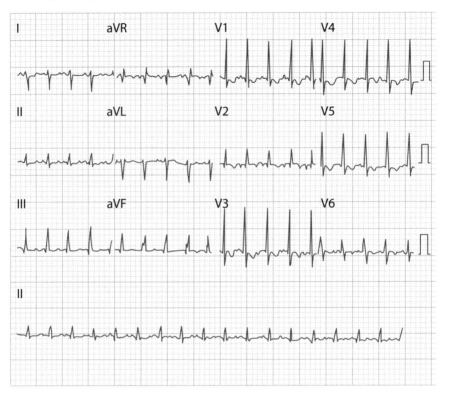

a) SVD global.
b) SVD parede livre parasseptal.
c) SVD da tetralogia de Fallot.
d) SVD sistólica global.
e) SVD sistólica parede livre parasseptal VE normal.

87. Opção mais adequada:

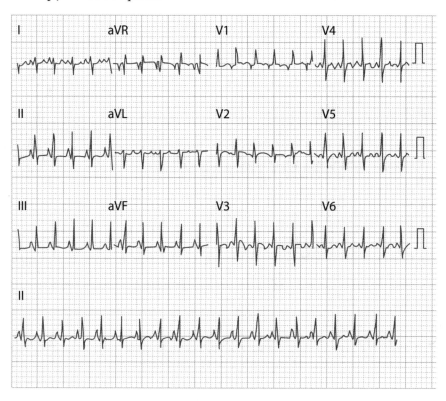

a) SAD + SVD via saída VD.
b) SAD + SVD e via de saída do VD e discreta SVE.
c) SAD + BDPI + SVD + leve SVE.
d) SVD.
e) SVD via e saída e zona parasseptal direita SAD SVE.

88. Indique a opção correta:

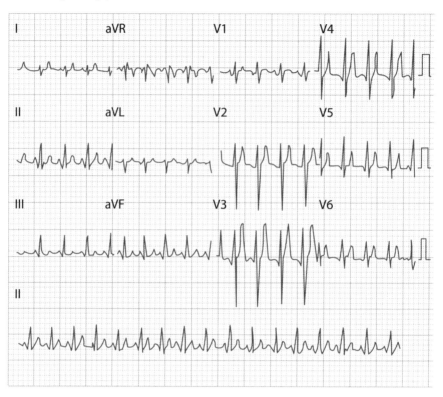

a) SVD + SAD + hiperpotassemia.
b) Biótipo longilíneo.
c) Miocardiopatia hipertrófica.
d) Hipertrofia septal.
e) Hiperpotassemia.

89. De acordo com o ECG, marque a opção correta:

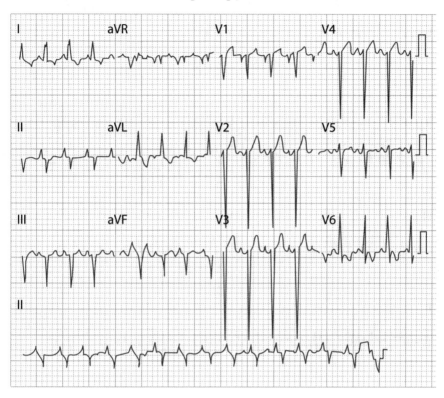

a) SVE + SAD.
b) SVE diastólica + SAD.
c) SVE basal e apical + SAD.
d) SAD + SAE + SVE excêntrica.
e) SVD + SVE + SAD SAE + BDAS.

90. A coerência optativa é:

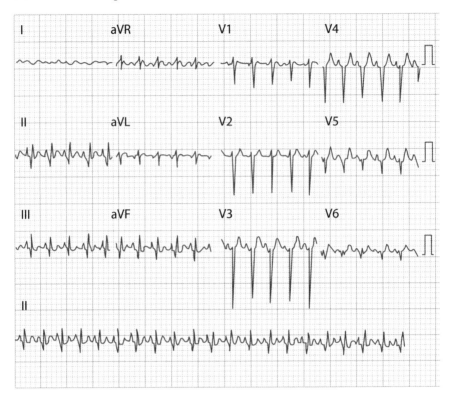

a) SVD.
b) SAD + SVD.
c) SAD + SVD tipo C.
d) SAD + SVD + SVE diastólica ponta para a frente.
e) Penaloza negativa SVD tipo C + SVE diastólica.

91. A lógica encontra-se em:

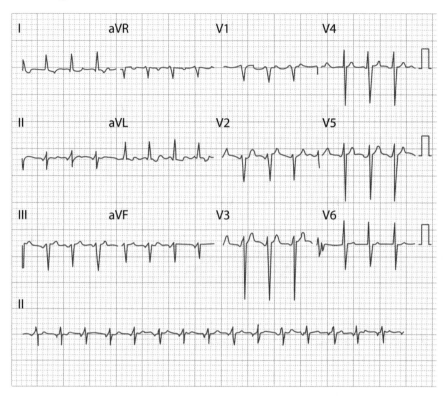

a) Ritmo idionodal.
b) Ritmo isorrítmico sinusal e nodal.
c) Ritmo idioatrial direito inferior.
d) Ritmo idioatrial SVE.
e) Ritmo idioatrial direito SVE + SVD.

92. De acordo com o ECG, marque a opção correta:

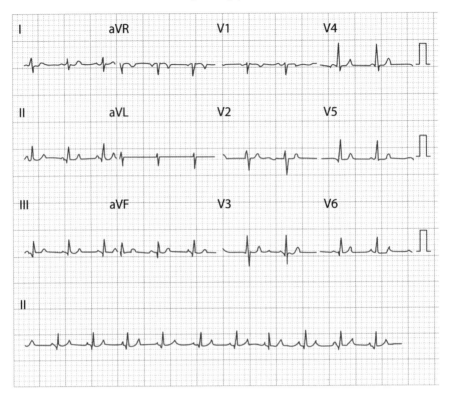

a) ECG sugere:
b) Mulher normolínea.
c) Homem longilíneo levorrotação.
d) Mulher brevilínea levorrotação – vagatônica.
e) Mulher longilínea dextrorrotação.
f) Mulher + isquemia subendocárdica global.

93. Aponte a opção:

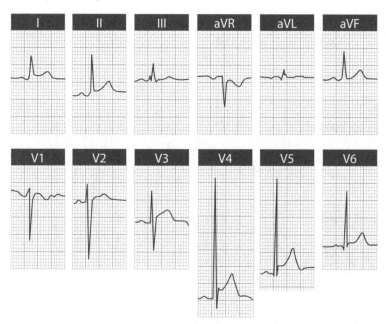

a) Padrão *strain*.
b) Jovem atleta.
c) Repolarização precoce inócua.
d) Repolarização precoce mórbida.
e) Isquemia aguda subendocárdica.

94. Dê a opção adequada:

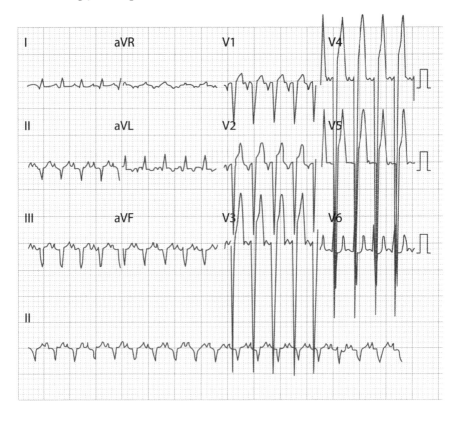

a) SVE + SAD.
b) SVE – hiperpotassemia.
c) Isquemia hiperaguda IAM + hiperpotassemia.
d) Fase hiperpotassemia + SVE + SAD.
e) SVE + IAM fase aguda tardia.

95. Escolha a alternativa conveniente:

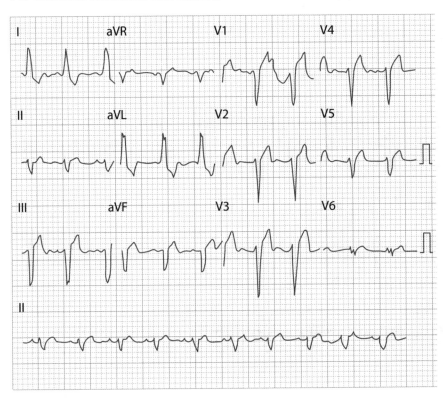

a) BCRE isolado.
b) Sgarbossa – somando 5 pontos.
c) Injúria anterosseptal.
d) BCRE + ST parabólico cuja somatória QRS - ST = 1.
e) Sgarbossa com somatório de 2 pontos.

96. Escolha a opção adequada:

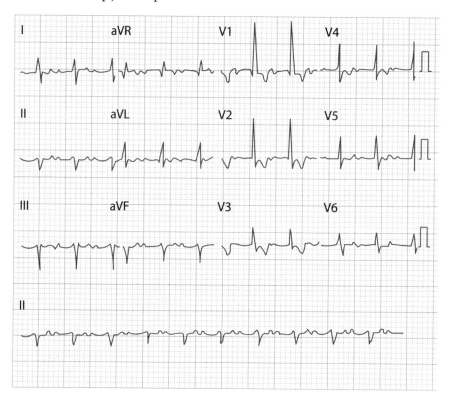

a) SVD + BDAS + BAV – 1º grau.
b) BDAM + BDAS + BAV 1º grau.
c) SVD + BDAM + BDAS + BAV – 1º grau.
d) BCRD + SVD + BDAS + BAV – 1º grau.
e) BCRD + SVD + BDAS – 1º grau.

97. Escolha a resposta conveniente:

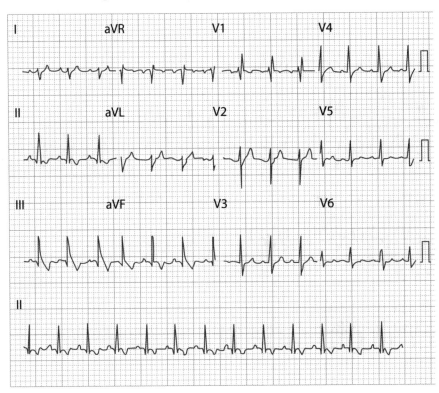

a) BDPI + BCRD.
b) BDPI + BIRD.
c) SVD + BIRD.
d) Longilíneo masculino.
e) Longilíneo feminino.

98. Infira a melhor opção:

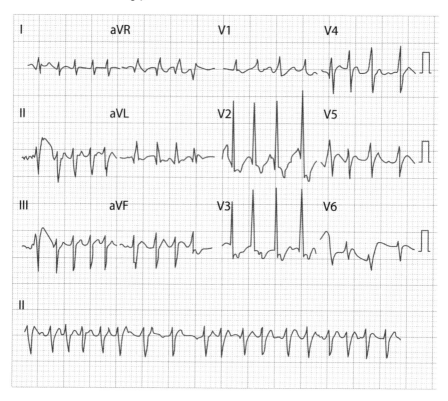

a) Taquicardia atrial não sustentada + BRD + SVD.
b) FA + BDAM + SVD.
c) BDAM + BRD + taquicardia atrial.
d) BDAM + BDAS + BRD + FA.
e) Taquicardia atrial não sustentada.

99. Dê a alternativa convincente:

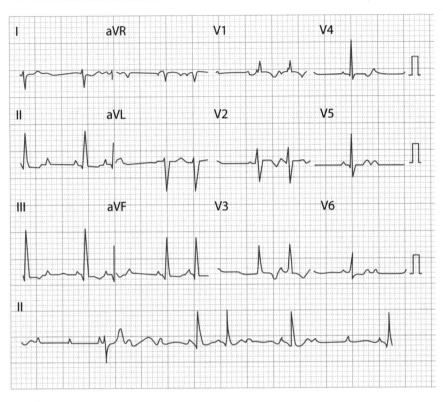

a) BDPI + BRD + BAV 2º grau.
b) Síndrome de Rosenbaum.
c) SVD + BAV 2º grau avançado.
d) BDPI + SVA + BAV 2º grau tipo 2.
e) BDPI + BAV 2º grau avançado.

100. Destaque a opção correta:

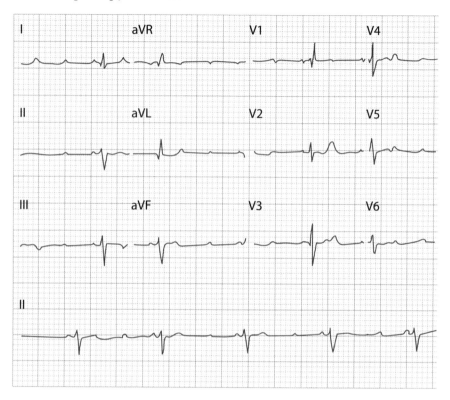

a) BAV 2º grau tipo 2.
b) BAV 2º grau tipo avançado.
c) BAV 2º grau tipo 1 + BRD.
d) BAV 2º grau tipo 2 avançado + BRD.
e) SVD sistólica parede livre parasseptal VE normal.

101. A lógica do ECG é:

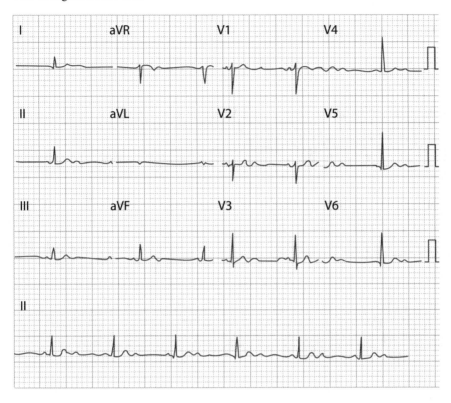

a) BAV alternante Mobitz-1.
b) Extrassístole 2:1.
c) BAV 2º grau atrial 2:1.
d) Bloqueio sinoatrial 2:1.
e) Fenômeno Wenckebach.

102. Escolha a alternativa sugestiva:

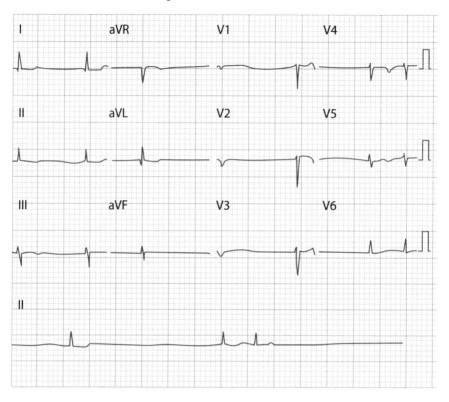

a) Paralisia atrial.
b) BAV 2º grau avançado com escape nodal.
c) BAV avançado tipo fase - 4.
d) Fibrilação atrial fina, BAV tipo fase - 4.
e) Escape nodal e bloqueio fase - 4.

103. Analise o comportamento da onda P:

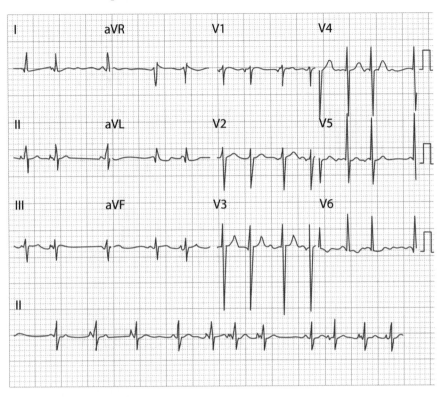

a) Fenômeno Chung.
b) Escapes atriais.
c) Aberrância condução atrial.
d) Fenômeno Chung – trigeminismo atrial.
e) SAD – trigeminismo atrial.

104. Designe a opção:

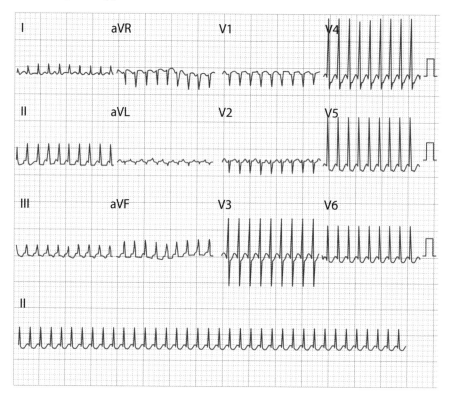

a) TV fascicular posteroinferior.
b) Taquicardia nodal.
c) Taquicardia ortodrômica.
d) *Flutter* 1:1.
e) Taquicardia veias pulmonares.

105. Procure a alternativa convincente:

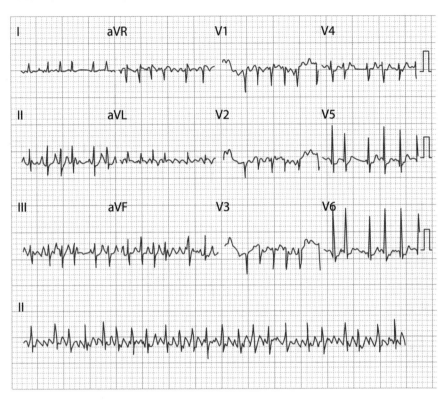

a) Fibrilação *flutter*.
b) Fenômeno Chung.
c) Taquicardia atrial multifocal.
d) Taquicardia veias pulmonares.
e) Taquicardia cristal.

106. Opção adequada:

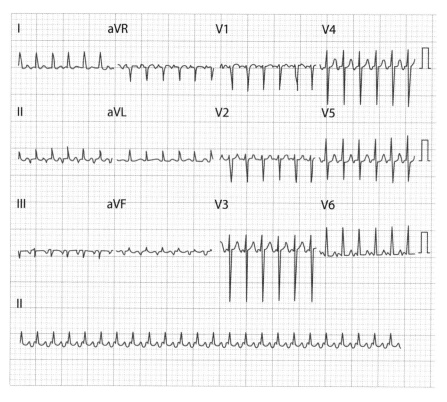

a) Taquicardia atrial septal.
b) Taquicardia nodal slow-slow.
c) Taquicardia Coumell retrógrada.
d) Taquicardia ortodrômica.
e) Taquicardia cristal região medial do átrio.

107. Escolha a correta:

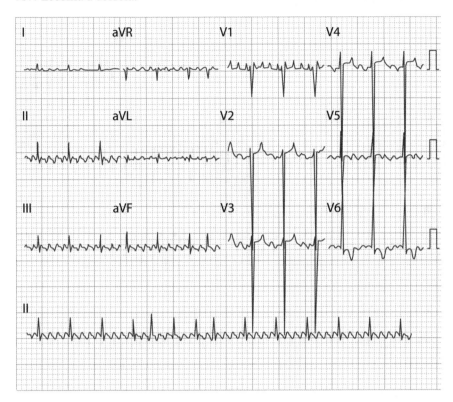

a) *Flutter* reverso 4:1.
b) *Flutter* horário.
c) *Flutter* vulgar + 4:1 SVE volume.
d) Fibrilo-*flutter*.
e) *Flutter* anti-horário 4:1 + SVE sistólico.

108. Aponte a assertiva:

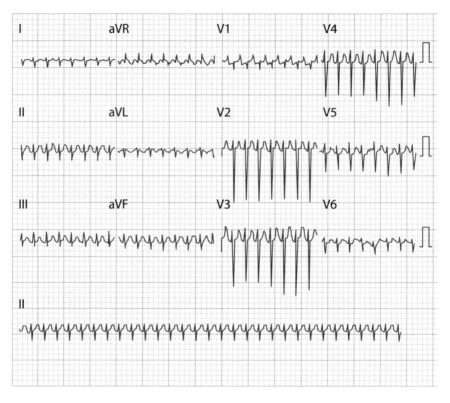

a) *Flutter* horário.
b) Taquicardia sinusal.
c) Taquicardia atrial direita nível da crista terminal.
d) Taquicardia atrial direita superior.
e) Taquicardia antidrômica.

109. Defina a alternativa correta:

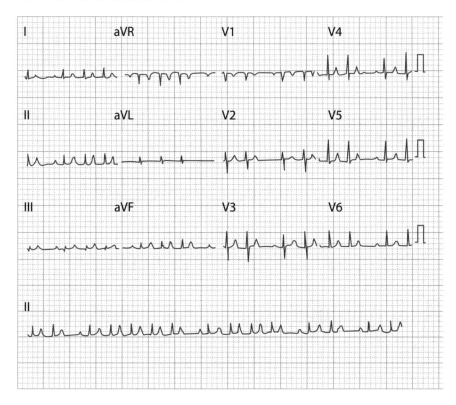

a) Taquicardia sinusal não sustentada.
b) Taquicardia átrio esquerdo não sustentada.
c) Taquicardia átrio direito sítio superior.
d) Taquicardia não sustentada crista terminal.
e) Taquicardia não sustentada sítio superior do AD.

110. Dê a lógica do ECG:

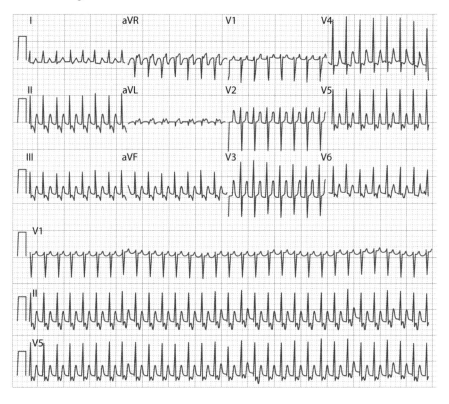

a) Taquicardia ortodrômica.
b) Taquicardia nodal reentrante.
c) Taquicardia atrial sítio inferior.
d) Taquicardia cristal.
e) Taquicardia nodal atípica.

111. A opção é:

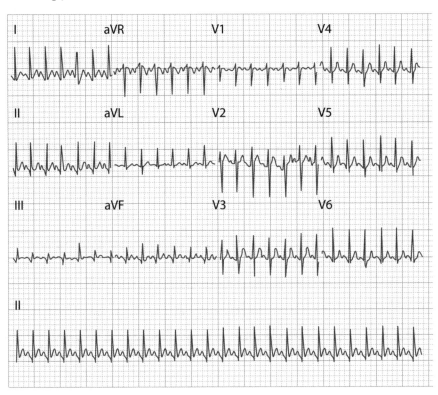

a) Ortostatismo do jovem.
b) Taquicardia sinusal inapropriada.
c) Taquicardia sinusal funcional.
d) Taquicardia sinoatrial.
e) Todas estão corretas.

112. Assinale a lógica do ECG:

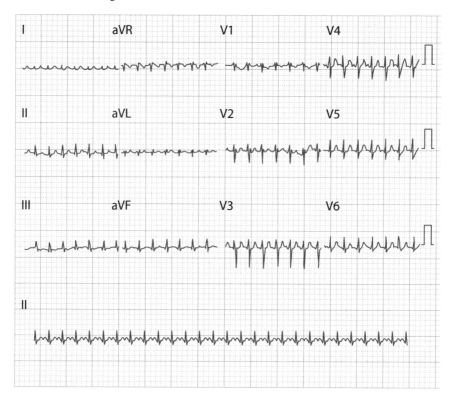

a) Taquicardia sinusal inapropriada.
b) Taquicardia sinoatrial.
c) Taquicardia jovem ortostatismo.
d) Taquicardia nodal clássica.
e) Taquicardia atrial direita.

113. Aponte a lógica de maior especificidade:

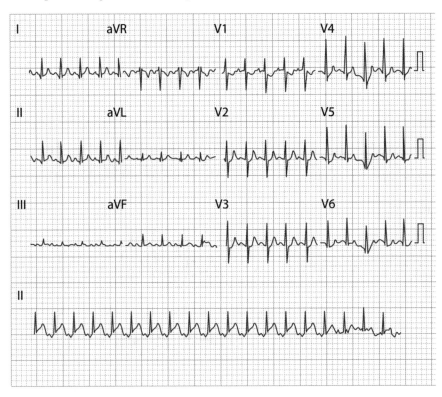

a) Angina de Prinzmetal.
b) Injúria subepicárdica.
c) Pericardite aguda.
d) Isquemia circunferencial.
e) Hipertrofia septal.

114. Defina a melhor alternativa:

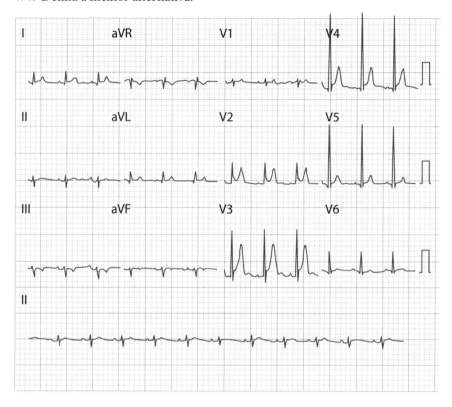

a) Hiperpotassemia.
b) SVE padrão *strain*.
c) Fase hiperaguda da isquemia miocárdica.
d) Deformidade torácica.
e) Fase precoce da isquemia subendocárdica.

115. Aponte a entidade mais provável:

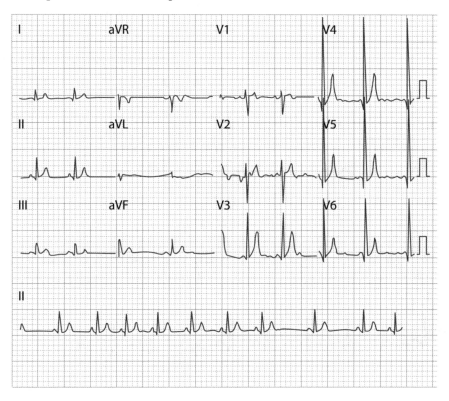

a) Pseudo SVE.
b) Hiperpotassemia.
c) Fase hiperaguda IAM.
d) Variante normal de adolescente.
e) SVE + taquicardia atrial não sustentada.

116. Defina a alternativa correta:

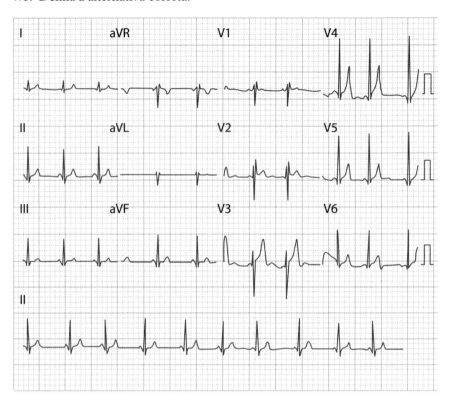

a) NAV infantil.
b) Substrato arritmogênico.
c) Lown-Ganong-Levine.
d) Feixe de James.
e) Ritmo parassinusal.

117. Opção mais importante:

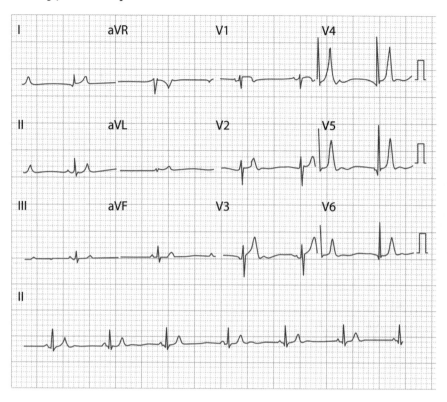

a) Efeito vagatônico.
b) Bloqueio sinoatrial 2:1.
c) Hiperpotassemia.
d) Atleta.
e) Fase hiperaguda IAM.

118. Encontre a alternativa correta:

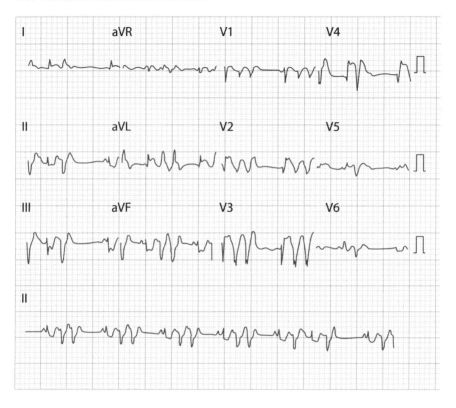

a) IAM com bigeminismo ventricular de reperfusão.
b) IAM bigeminismo fase - 4.
c) IAM bigeminismo fases - 3 e 4.
d) IAM bigeminismo mortal.
e) IAM bigeminismo situado no período vulnerável do miocárdio.

119. Este padrão eletrocardiomiográfico é encontrado em:

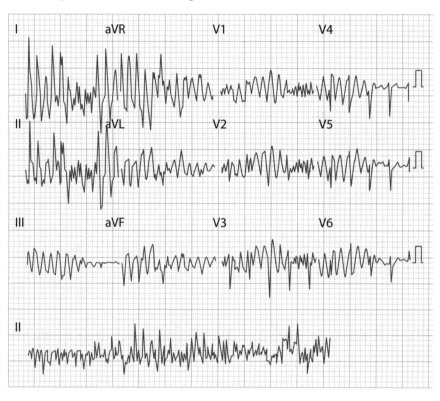

a) Doença de Parkinson neurológica.
b) Fibrilação ventricular.
c) *Torsades de pointes*.
d) *Flutter*.
e) Fibrilação atrial WPW.

120. Considere a melhor opção:

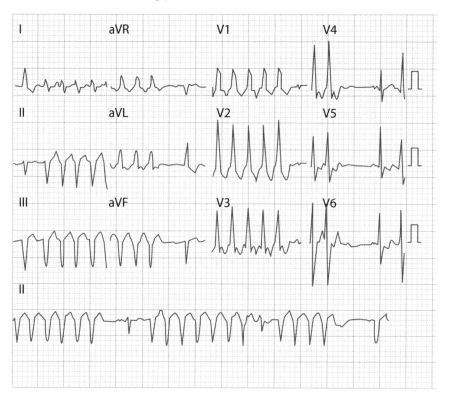

a) Aberrância condução não sustentada.
b) Taquicardia antidrômica não sustentada.
c) TV de Gallavardin.
d) Taquicardia ventricular não sustentada.
e) Taquicardia de QRS largo, capturas e fusão são próprias de aberrância.

121. Opção correta:

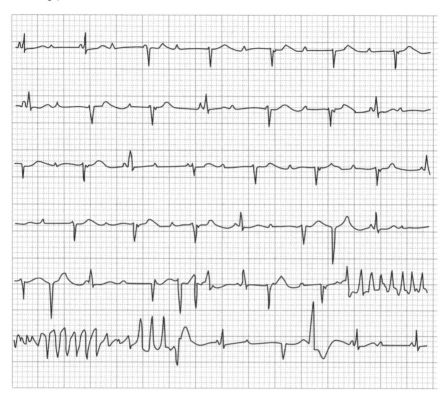

a) BAV total.
b) *Torsades de pointes.*
c) Taquicardia ventricular.
d) Aberrâncai condução fase – 3.
e) Taquicardia ventricular mecanismos de pausas curtas e longas.

122. Opte pela alternativa correta:

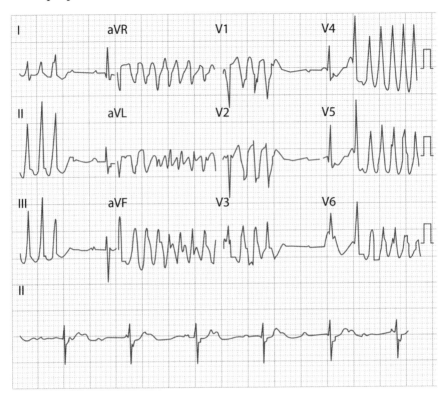

a) BAV – fenômeno de R sobre T.
b) BAV taquicardia aberrante.
c) BAV – fenômeno de R sobre T, taquicardia ventricular não sustentada.
d) BAV – fenômeno de R sobre T, taquicardia *torsades de pointes* aberrante.
e) Fenômeno de Ashman.

123. Caso típico de:

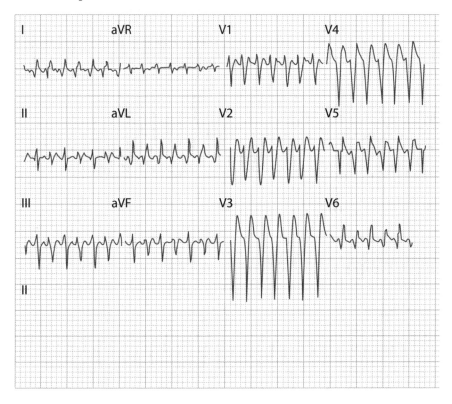

a) Extrassístole ventricular interpolada.
b) Taquicardia antidrômica dupla.
c) TV bidirecional sustentada.
d) TV não sustentada, variando polaridade QRS.
e) TV fascicular alterada.

124. Determine a opção correta:

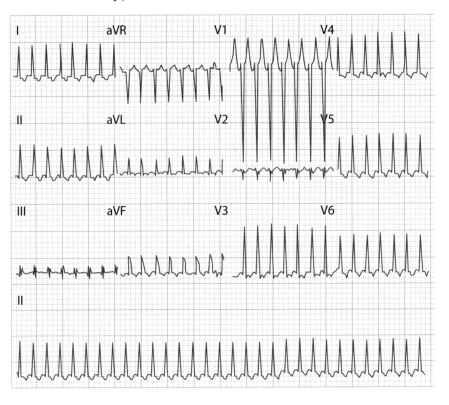

a) *Flutter* de 1:1 em criança.
b) Taquicardia ortodrômica.
c) Taquicardia sinusal inusitada.
d) Taquicardia nodal.
e) Taquicardia de Gallavardin.

125. Escolha corretamente:

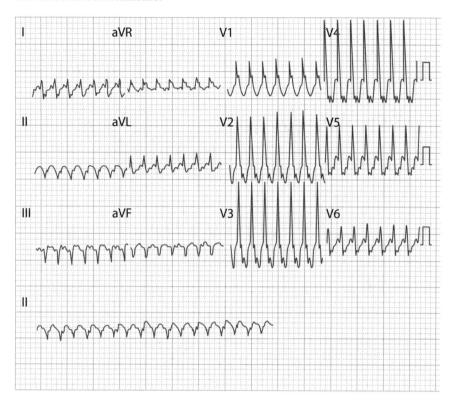

a) Taquicardia aberrância.
b) TV fascicular.
c) TV via saída VD.
d) TV via saída do VE.
e) TV fascicular anterossuperior esquerdo.

126. Assinale a lógica do ECG:

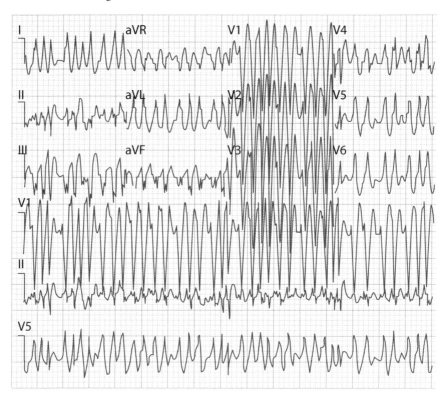

a) Fibrilação atrial.
b) Wolff P. White.
c) WPW + fibrilação atrial.
d) WPW – fibrilação atrial feixe lateral posterolateral esquerdo.
e) Taquicardia ventricular polimórfica.

127. Escolha a opção correta:

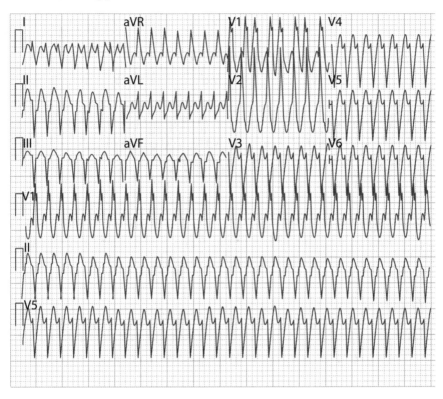

a) Taquicardia fascicular de foco posteroinferior.
b) Taquicardia fascicular de foco anterossuperior.
c) Aberrância supraventricular.
d) Taquicardia ventricular sustentada.
e) Taquicardia pré-excitada.

128. Assinale a opção correta:

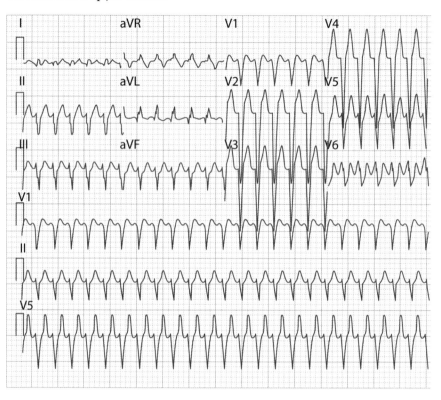

a) TV ramo-ramo.
b) Hiperpotassemia.
c) Taquicardia antidrômica.
d) Taquicardia aberrante fase – 3.
e) Taquicardia Gallavardin.

129. A melhor lógica:

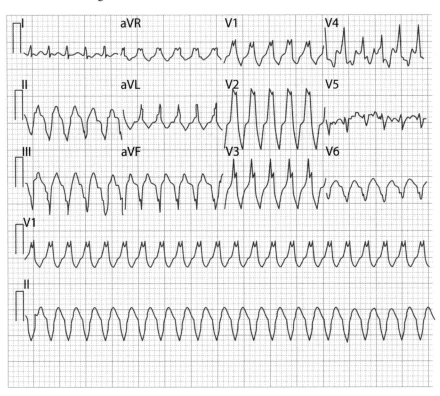

a) TV monofórmica sustentada.
b) Taquicardia antidrômica.
c) TV ventrículo direito – Gallavardin.
d) Displasia arritmogênica VD.
e) Taquicardia supra com aberrância condução.

130. Procure a afirmação correta:

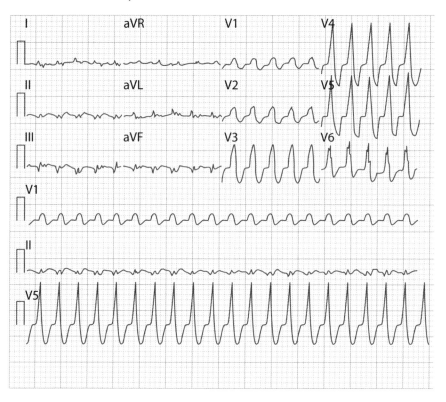

a) TV ventrículo direito.
b) Gallavardin.
c) TV epicárdica com pseudo-onda delta.
d) TV endocárdica ao ventrículo esquerdo.
e) Taquicardia antodrômica.

131. Localize a alternativa correta:

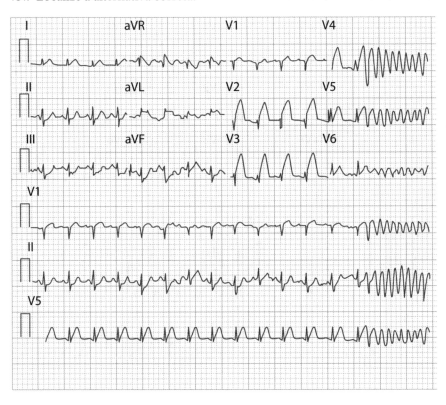

a) IAM fase aguda fibrilação ventricular primária.
b) IAM fase aguda fibrilação ventricular com estilo da onda T.
c) IAM fase aguda e *torsades de pointes*.
d) IAM fase aguda *flutter*.
e) IAM fase aguda em ritmo agônico.

132. Marque a opção correta:

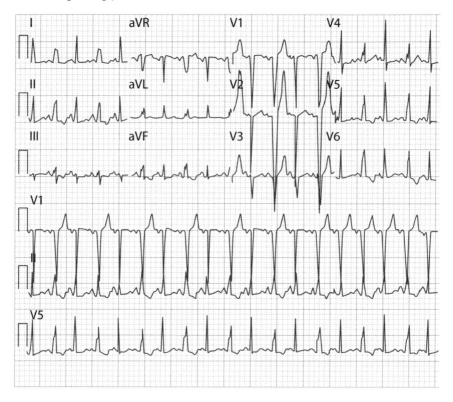

a) Bloqueio fase – 4.
b) Extrassístole interpolada.
c) Síndrome de Rosenbaum.
d) WPW.
e) Extrassístole acoplamento longo.

133. Dê a lógica do ECG:

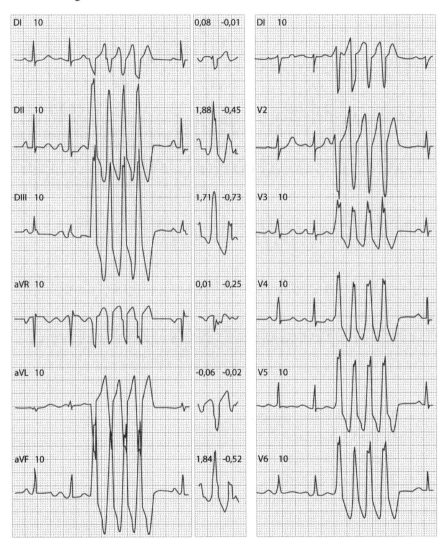

a) TV não sustentada.
b) Aberrância fase – 3.
c) DA VD.
d) TV Gallavardin.
e) Fenômeno R/T.

134. Escolha a opção mais correta:

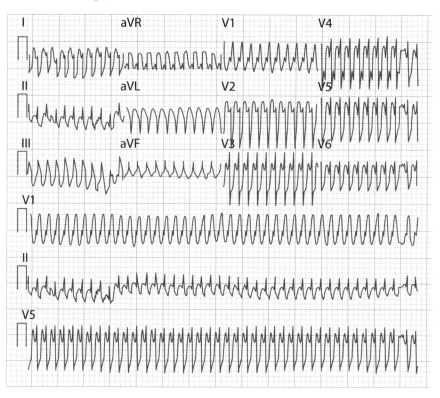

a) TV fascicular anterossuperior.
b) *Flutter* 1:1 crianças.
c) Aberrância condução de 1:1.
d) TV – células de Purkinje.
e) TV fascicular anterossuperior criança.

135. Aplique algoritmos:

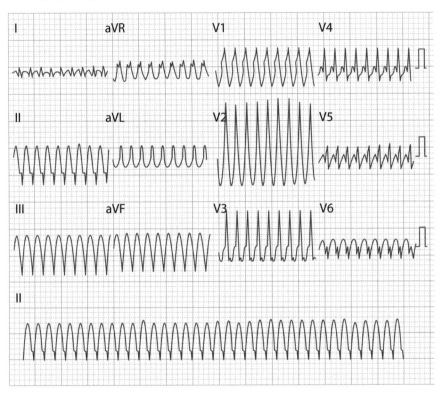

a) *Flutter* VE.
b) TV VE clássica.
c) Taquicardia antidrômica.
d) Taquicardia fascicular.
e) *Flutter* antidrômica.

136. A possibilidade maior é:

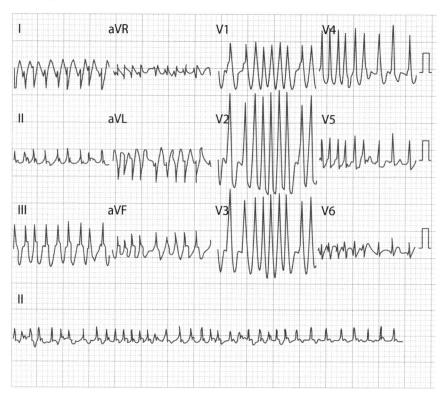

a) TV pré-excitada.
b) Fibrilação WPW.
c) Fibrilação pré-excitada.
d) TV polimórfica.
e) Aberrância de condução com BCRD.

137. A lógica da onda delta é:

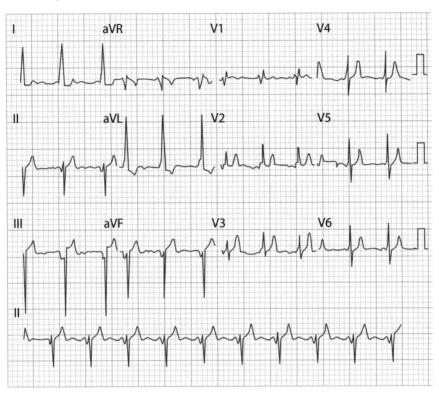

a) WPW – inserido valva tricúspide.
b) WPW – inserido posterosseptal VD.
c) WPW – inserido zona septal.
d) WPW lateral direito.
e) SVD – anomalia Ebstein.

138. De acordo com o ECG, marque a opção correta:

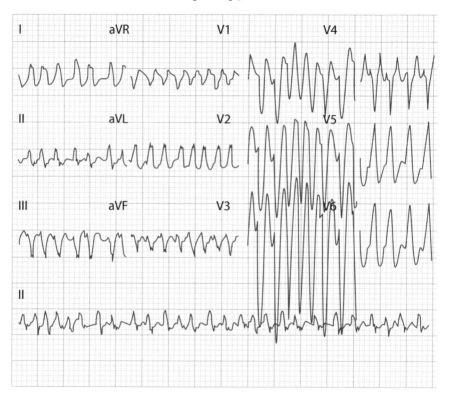

a) Fibrilação atrial com aberrância ramo esquerdo.
b) TV polimórfica.
c) Taquicardia antidrômica.
d) Fibrilação pré-excitada parede livre VE.
e) Fibrilação atrial pré-excitada, parede lateral VD.

139. Faça a escolha:

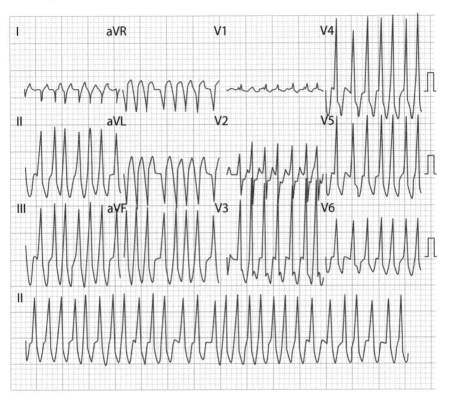

a) Fibrilação atrial aberrância de condução.
b) SVD + WPW.
c) Fibrilação atrial pré-excitada.
d) Fibrilação atrial antidrômica.
e) Taquicardia atrial ventricular polimórfica.

140. Assinale a lógica do ECG:

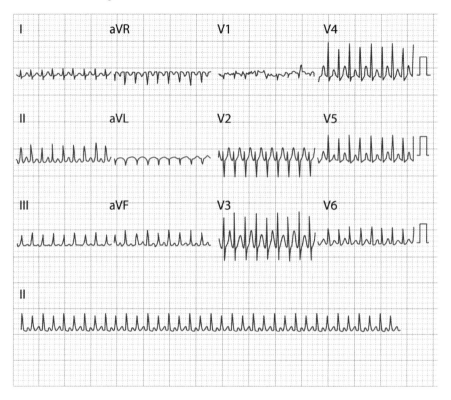

a) Taquicardia nodal reentrante.
b) *Flutter* 2:1.
c) Taquicardia duplo feixe anômalo.
d) Fascicular ortodrômica oculta.
e) Taquicardia fascicular postroinferior.

141. Marque a opção correta:

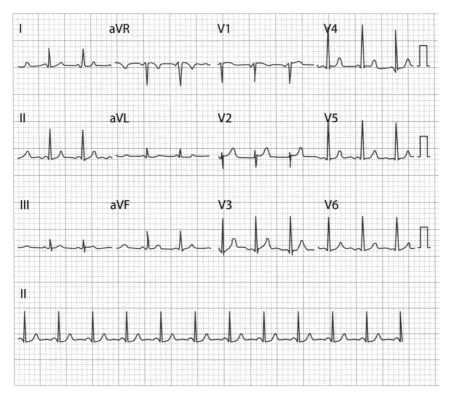

a) Dissociação isorrítmica.
b) Feixe de Lown-Ganong-Levine.
c) Feixe de James.
d) Feixe de Coumell.
e) Feixe de Marahain.

142. Assinale a alternativa lógica:

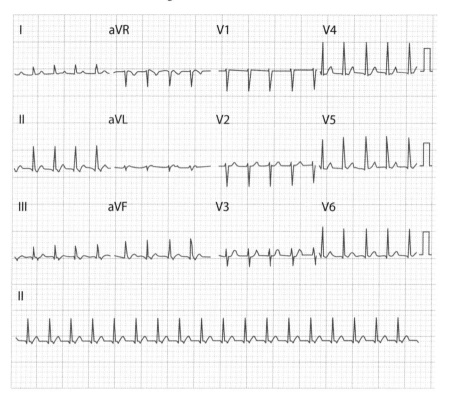

a) Taquicardia nodal.
b) Taquicardia Lown-Genong-Levine.
c) Taquicardia atrial da crista terminal inferior.
d) Taquicardia atrial esquerda.
e) Dissociação isorrítmica.

143. Aponte a opção correta:

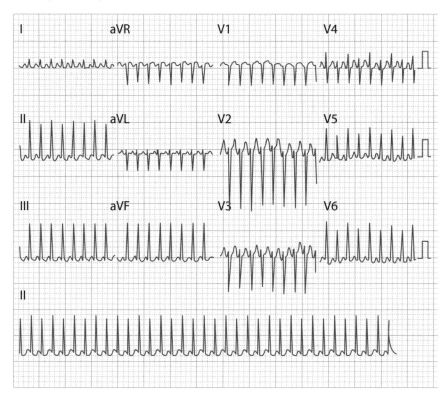

a) Taquicardia nodal.
b) Taquicardia de James.
c) Feixe anômalo oculto.
d) Feixe anômalo patente.
e) Aberrância condução.

144. Escolha a lógica do ECG:

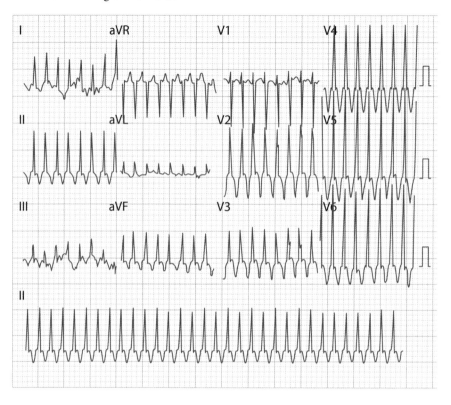

a) Taquicardia ortodrômica.
b) Taquicardia sinusal criança.
c) Taquicardia fascicular.
d) *Flutter* atrial esquerdo.
e) Taquicardia nodal criança.

145. Determine a alternativa correta:

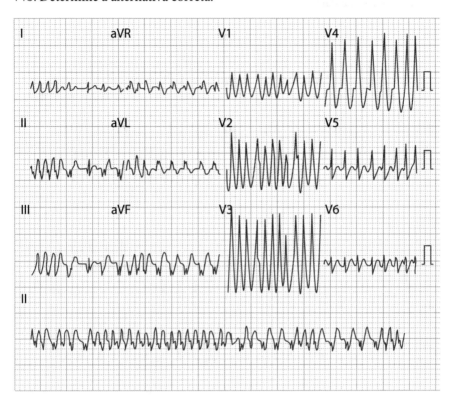

a) Taquicardia antidrômica zona lateral VE.
b) Taquicardia pré-excitada zona posterior esquerda.
c) Taquicardia aberrância condução.
d) Taquicardia atrial pré-excitada.
e) Fibrilação atrial ortodrômica.

146. O cenário faz parte de:

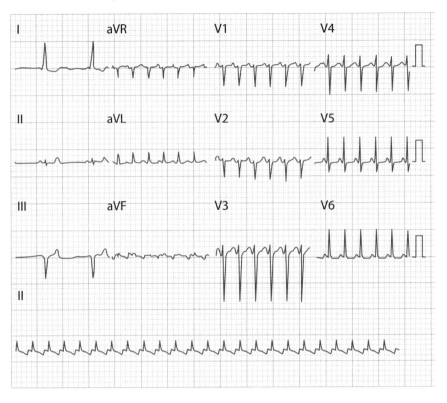

a) Taquicardia ortodrômica RP' < P'R.
b) Taquicardia pré-excitada RP' > P'R.
c) Taquicarda pelo feixe de Coumell.
d) Taquicardia ortodrômica RP' > P'R.
e) Taquicardia atrial reentrante ortodrômica.

147. Assinale a lógica correta:

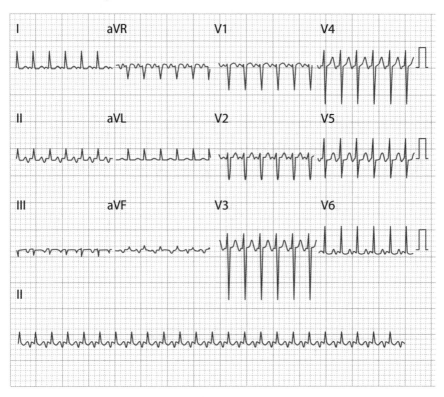

a) Taquicardia atrial setor septal.
b) RP′ > P′R – típico Coumell.
c) Taquicardia ortodrômica de Coumell.
d) Taquicardia atrial direita zona inferior.
e) Taquicardia atrial esquerda.

148. Escolha a opção mais adequada:

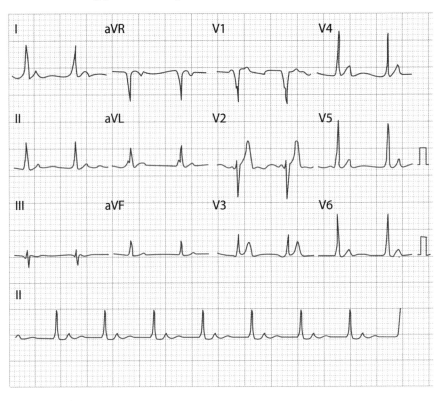

a) SVE.
b) BCRE.
c) Feixe de Kent.
d) WPW – inserido no anel tricúspide.
e) WPW – anterosseptal direita.

149. Assinale a alternativa de maior lógica:

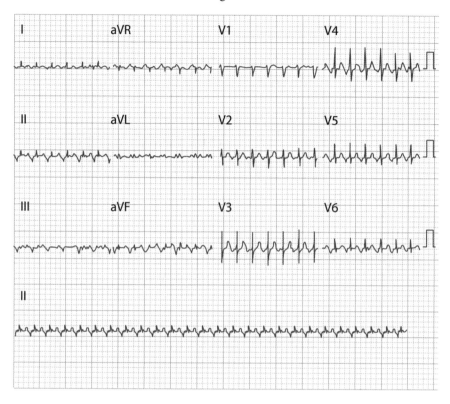

a) Taquicardia atrial esquerda.
b) Feixe anômalo de Coumell.
c) Taquicardia ortodrômica do feixe de Kent.
d) Taquicardia ortodrômica do feixe de Coumell.
e) Taquicardia ortodrômica das fibras de Mahaim.

150. Defina a opção correta:

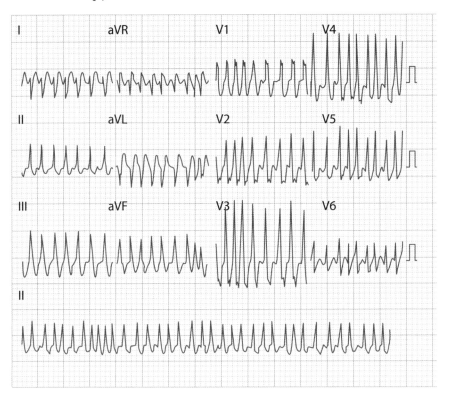

a) Taquicardia ventricular polimórfica.
b) Taquicardia antidrômica posteroinferior direita.
c) Fibrilação atrial pré-excitada de feixe posteroinferior esquerdo.
d) Taquicardia antidrômica posteroinferior VE.
e) Fibrilação atrial aberrância condução.

151. Assinale o sítio anatômico do feixe anômalo:

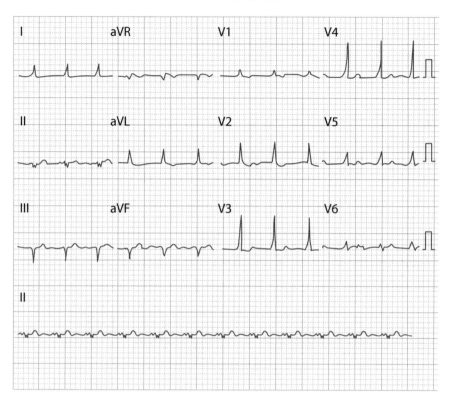

a) WPW – posterosseptal anel mitral.
b) Feixe anômalo posterolateral anel mitral.
c) Feixe anômalo anterosseptal.
d) Feixe anômalo posterior anel tricúspide.
e) Feixe anômalo situado posteroinferior anel mitral.

152. Dê a sistuação do feixe anômalo:

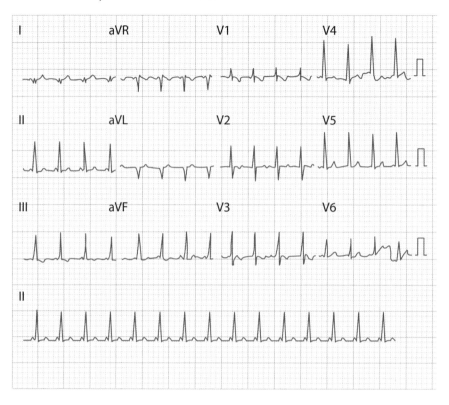

a) Feixe de Kent posterosseptal anel mitral.
b) Feixe de Kent lateral anel mitral.
c) Via anômala anteroseptal anel mitral.
d) SVD.
e) Feixe anômalo lateral do VD.

153. Defina a alternativa correta:

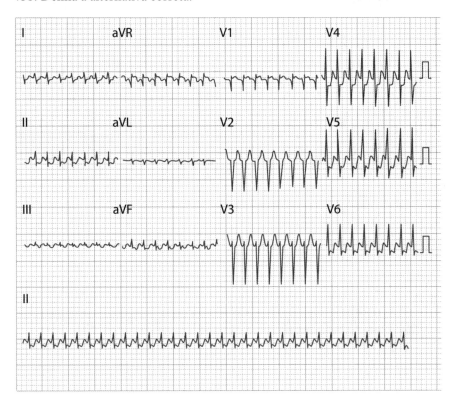

a) Taquicardia reentrante intranodal.
b) Taquicardia ortodrômica.
c) Taquicardia fascicular posteroinferior.
d) Taquicardia reentrante intranodal com injúria circunferencial.
e) Taquicardia ortodrômica feixe de Kent lateral VE.

154. Escolha a opção adequada:

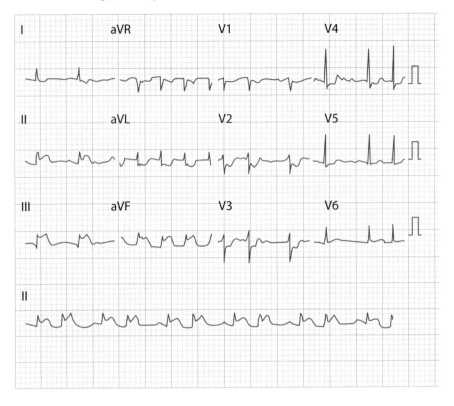

a) IAM obstrução CX – proximal bigeminismo nodal.
b) IAM obstrução CD – proximal bigeminismo sinusal.
c) IAM inferodorsal CX.
d) IAM inferodorsal CD e VD.
e) IAM inferodorsal e bigeminismo supraventriculares obstrução CD.

155. Mostre a opção correta:

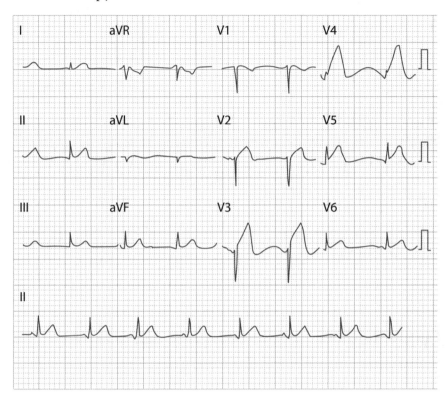

a) Obstrução distal 1ª septal e proximal a 1ª diagonal.
b) Obstrução proximal a 1ª diagonal.
c) Obstrução da distal 1ª septal.
d) Obstrução distal a 1ª diagonal.
e) Obstrução proximal a 1ª septal.

156. Avalie os comentários e assinale a opção apropriada:

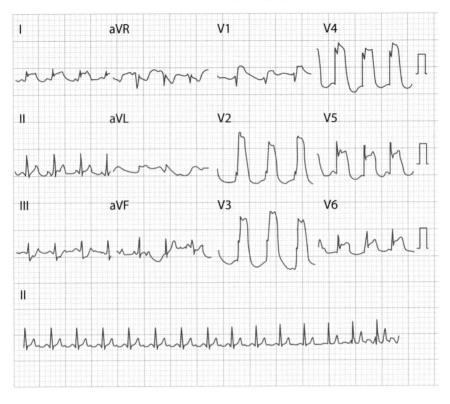

a) IAM anterior extenso e transmural do VE.
b) IAM anterior extenso não atenuado por CD anterior.
c) IAM anterior transmural não atenuado proximal 1ª septal.
d) IAM anterior transmural extenso não atenuado distal a 1ª diagonal.
e) IAM anterior lesão troncular.

157. Aponte a lógica do ECG:

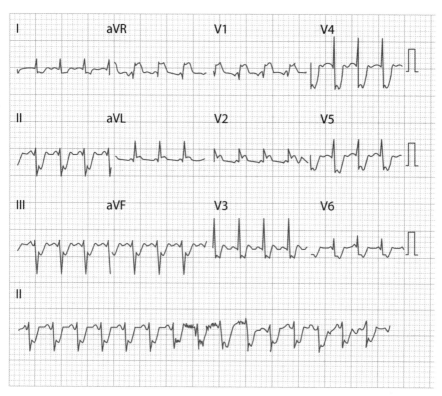

a) Injúria circunferencial subepicárdica tronco DA.
b) Injúria subendocárdica circunferencial tronco DA – de Wellens.
c) Injúria subepicárdica típica lesão tronco DA – Winter.
d) Injúria subendocárdica circunferencial proximal a 1ª septal.
e) Síndrome de Winter.

158. Indique a lógica correta:

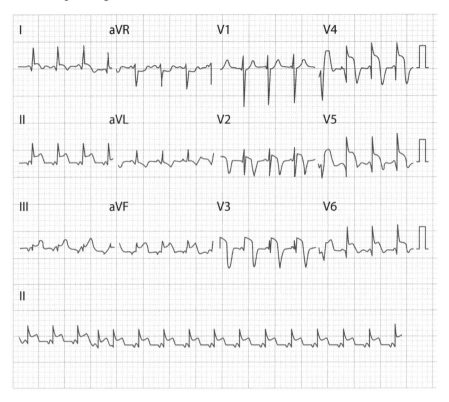

a) Pericardite aguda taquicardia atrial inferior
b) IAM anterior fase aguda tardia + taquicardia nodal.
c) IAM inferior-anterior fase aguda tardia + taquicardia atrial esquerda.
d) IAM inferodorsal fase subaguda obstrução CX.
e) IAM anterior fase aguda tardia distal 1ª diagonal + taquicardia atrial direita inferior.

159. Aponte a opção devida:

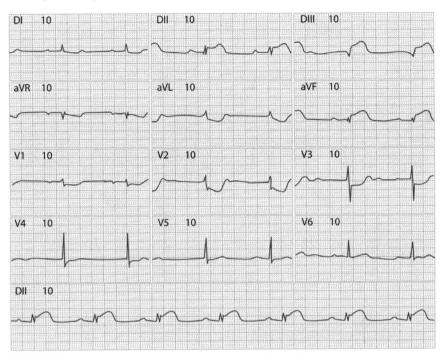

a) IAM aguda inferodorsal de obstrução CD.
b) IAM aguda injúria de obstrução CX.
c) IAM aguda obstrução CD proximal.
d) IAM aguda inferodorsal, obstrução CD prognóstico reservado.
e) IAM aguda inferodorsal obstrução da CX de prognóstico atenuado.

160. Aponte a artéria culpada e estratifique o risco:

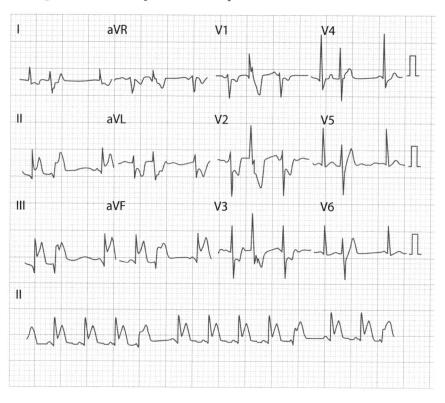

a) CX baixo risco extrassístole dentro da área de risco.
b) IAM inferodorsal pela obstrução da CX.
c) CD baixo risco extrassístole fora de sítio vulnerável.
d) CD alto risco extrassístole dentro do *status* vulnerável.
e) IAM inferodorsal extenso e intenso.

161. Aponte a artéria culpada e estratifique:

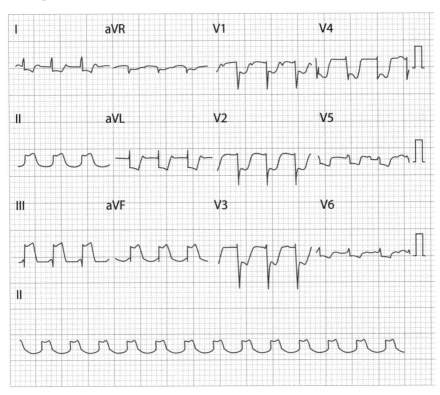

a) IAM inferodorsal transmural CD artéria culpada.
b) IAM inferodorsal CX artéria culpada.
c) IAM inferodorsal transmural e extenso CD culpada.
d) IAM inferodorsal transmural mais BAV de 1º grau CD culpada.
e) IAM inferodorsal transmural extenso ST retificado horizontal BAV 1º grau culpada CD.

162. O cenário do ECG tem como alternativa:

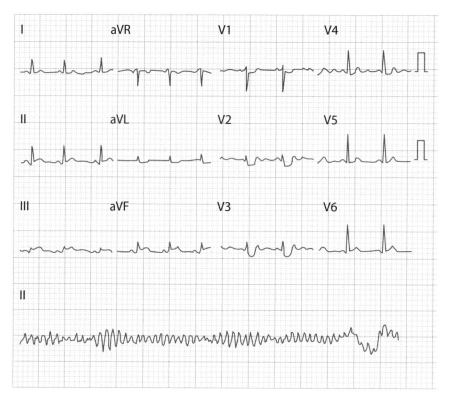

a) IAM fase aguda inferoposterior com ST forma parabólica, indutor de FV.
b) IAM inferodorsal não intenso, ST côncavo V2 V# indutor FB, CD culpado.
c) IAM inferodorsal não transmural CD culpada com ST de morfologia marcador FV.
d) IAM inferodorsal transmural CX culpado e ST de gradiente elétrico estável.
e) Fibrilação ventricular induzida por ST parabólico de V2 V3.

163. Aponte o comentário mais adequado:

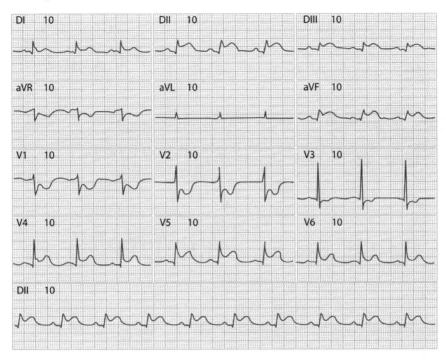

a) IAM fase aguda inferodorsal lateral, CX culpada.
b) IAM fase hiperaguda CX artéria culpada.
c) Somatório ST D2 supra D3 AVF > ST intra V1 V2 V3 sugere CX artéria culpada.
d) Somatório ST D2 supra D3 AVF = ST intra V1 V2 V3 sugere CD artéria culpada.

164. Encontre a opção lógica:

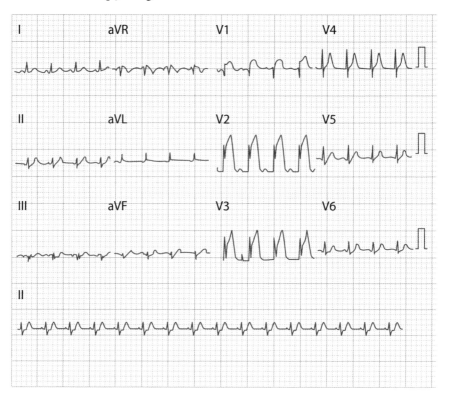

a) Fase aguda anterosseptal proximal 1ª septal.
b) Fase hiperaguda anterosseptal por lesões CD e DA.
c) Fase aguda anterior distal a 1ª septal DA.
d) Fase hiperaguda anterosseptal alta CD e DA culpadas.
e) Fase hiperaguda proximal a 1ª distal DA.

165. Indique a artéria culpada e o sítio de obstrução:

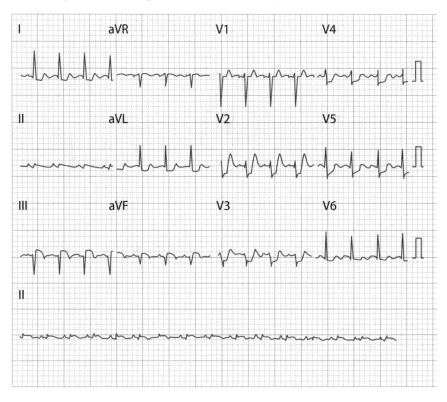

a) CD dominante proximal a marginal do VD.
b) CX dominante distal obtusa marginal.
c) IAM fase aguda tardia da CD proximal artéria VD.
d) IAM fase total da CX proximal.
e) CD dominante distal a marginal direita.

166. Escolha a opção de maior lógica:

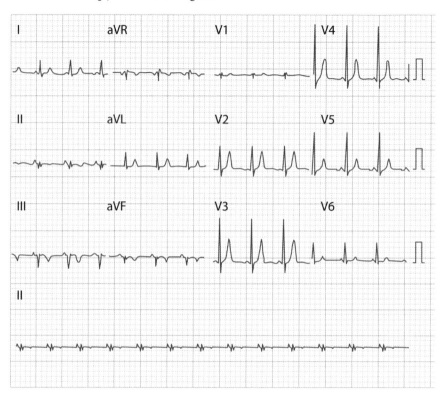

a) Necrose inferodorsal + isquemia hiperaguda anterior.
b) IAM fase tardia de necrose inferior + imagem virtual anterior.
c) IAM na fase hiperaguda anterior + tardia inferodorsal + hiperpotassemia.
d) Fase hiperaguda anterior + necrose tardia inferior.
e) IAM fase hiperaguda anterior da parede livre e necrose inferior.

167. Cite a artéria culpada:

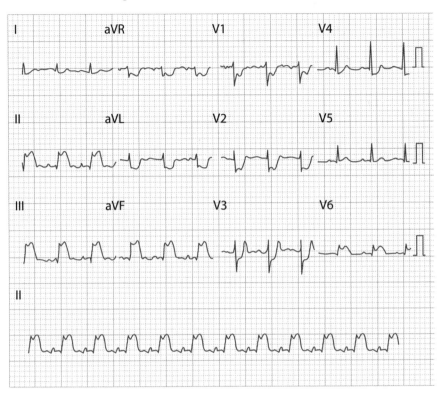

a) IAM CD inferolateral dorsal proximal marginal direita.
b) IAM inferolateral dorsal com CD longa.
c) IAM inferolateral dorsal transmural CX dominante.
d) IAM inferolateral dorsal CD dominante longa.
e) IAM inferolateral dorsal CX não dominante.

168. Escolher a opção adequada:

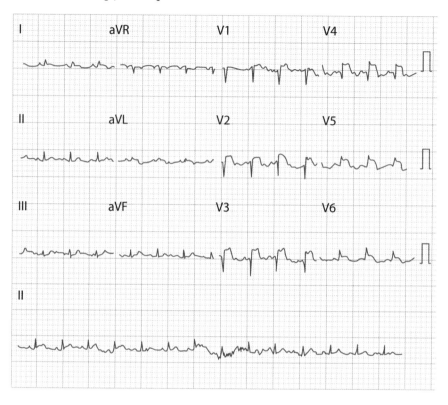

a) IAM anterior extenso ST retificação horizontal proximal 1ª septal.
b) IAM anterior extenso distal a 1ª septal com ST horizontal.
c) IAM anterior extenso proximal 1ª diagonal ST horizontal e ângulo > 90° pico T e final.
d) IAM anterior extenso distal a 1ª diagonal pico T e final > 90°.
e) IAM extenso com projeção ST DI VL revela que sítio distal a 1ª diagonal.

169. Informe a lógica do ECG:

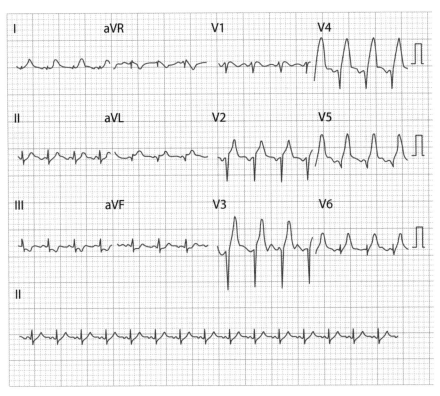

a) IAM fase aguda, IAM anterior extensa sítio proximal 1ª septal.
b) Fase hiperaguda, IAM anterior extensa proximal 1ª septal.
c) Fase hiperaguda IAM anterior extensa proximal 1ª diagonal.
d) Fase hiperaguda IAM anterior extensa distal 1ª diagonal.
e) IAM com Winter proximal a 1ª septal.

170. Indique a opção correta:

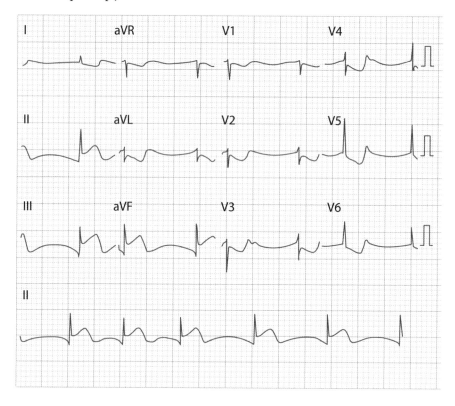

a) IAM inferodorsal proximal a marginal da CD.
b) IAM inferodorsal obstrução proximal da CX de grande dominância.
c) IAM inferodorsal com obstrução da coronária CD + CX.
d) IAM inferodorsal lateral obstrução proximal CX.
e) IAM inferodorsal com obstrução óstio da CD.

GABARITO

1: e	35: c	69: c	103: a	137: c
2: a	36: b	70: e	104: d	138: e
3: d	37: d	71: e	105: c	139: c
4: a	38: e	72: b	106: c	140: d
5: a	39: e	73: e	107: c	141: c
6: e	40: d	74: d	108: d	142: b
7: c	41: b	75: c	109: e	143: c
8: e	42: d	76: e	110: a	144: e
9: d	43: d	77: d	111: e	145: b
10: d	44: c	78: e	112: d	146: d
11: b	45: c	79: e	113: a	147: d
12: e	46: e	80: d	114: e	148: d
13: d	47: b	81: e	115: d	149: d
14: d	48: a	82: e	116: d	150: c
15: e	49: a	83: d	117: a	151: e
16: e	50: b	84: e	118: e	152: b
17: b	51: b	85: e	119: a	153: a
18: a	52: c	86: e	120: d	154: e
19: d	53: c	87: e	121: e	155: d
20: e	54: e	88: e	122: c	156: d
21: e	55: d	89: e	123: c	157: b
22: a	56: d	90: c	124: a	158: e
23: b	57: a	91: c	125: e	159: d
24: e	58: d	92: d	126: d	160: c
25: b	59: c	93: c	127: a	161: e
26: e	60: e	94: d	128: a	162: b
27: e	61: e	95: d	129: a	163: a
28: d	62: d	96: b	130: c	164: d
29: e	63: a	97: b	131: b	165: c
30: e	64: b	98: d	132: d	166: b
31: c	65: e	99: b	133: d	167: c
32: a	66: c	100: e	134: e	168: c
33: d	67: a	101: c	135: b	169: c
34: d	68: e	102: e	136: c	170: e

RESPOSTAS COMENTADAS

1. **Resposta e:** em virtude da presença de onda Q profunda e rápida em D2 D3 AVF V6 R em V1, pode-se inferir hipertrofia septal isoladamente.

2. **Resposta a:** o critério Casale e Cornell tem altíssima especificidade para SVE, usando as derivações V3 e Avl, sendo a soma de voltagem maior que 30 mm para os homens e 20 mm para as mulheres.

3. **Resposta d:** a voltagem do QRS em V6 > V5 configura SVE de volume ou diastólica, a voltagem do QRS V1 e V2 importantes seguida de grandes voltagens nas derivações seguintes é um sinal de Penaloza, traduzindo SAD.

4. **Resposta a:** ondas T gigantes bizarras difusas levantam a possibilidade de hemorragia subaracnóidea, há uma liberação intensa de adrenalina, ocorrendo alterações da onda T.

5. **Resposta a:** as características do *status* do ÂP ÂQRS ÂT e considerando-se as configurações de duração, amplitude e eixos apontam para o biótipo masculino longilíneo juvenil.

6. **Resposta e:** ECG com bloqueio de ramo esquerdo com vetores representativos, com QRS e onda T no mesmo sentido concordante angular, descrito pelo critério de Sgarbossa concordante admite a isquemia miocárdica.

7. **Resposta c:** os aspectos parabólicos do segmento ST têm grande valor estratificante de altíssimas possibilidades para arritmias mortais; em face do tipo morfológico apresentado, afeta sobremaneira o sistema His-Purkinje, criando um gradiente elétrico entre a musculatura e o sistema de condução.

8. **Resposta e:** para sobrecarga ventricular esquerda são usados algoritmos que usam voltagem SAE, alterações do binômio de oferta e consumo de oxigênio ÂQRS, duração e aspectos do crescimento sistólico ou diastólico, bem como as suas localizações.

9. **Resposta d:** as quatro câmaras cardíacas usam algoritmos concordantes para cada câmara, o eixo elétrico para direita fibrilação atrial e Penaloza positivo, a rotação no plano horizontal horária e verticalização no plano frontal, associado a Casale positivo fazem parte da sobrecarga bicameral e biatrial.

10. **Resposta d:** o impacto maior da injúria encontra-se a 120°, tornando a coronária direita a responsável pela obstrução; as imagens do ST são do tipo atenuado, não atingindo a transmuralidade total, e a extensão do arco varia de 120° a 80° (graus).

11. **Resposta b:** taquicardia QRS estreita relacionada com RP longo recai sobre três possibilidades: atrial inferior – Coumell – nodal incomum, as alterações da polaridade da onda P encontram-se mais no plano frontal, portanto, a nossa opção será taquicardia nodal incomum.

12. **Resposta e:** a grande voltagem de QRS de V3 sem entalhes, associada a rotação horária no PH e eixo indeterminado no PF que gera fortemente sobrecarga biventricular.

13. **Resposta d:** jovem masculino saudável longilíneo, as forças elétricas de despolarização se dirigem no plano frontal com ângulo em torno de 100 graus, simulando SVD BDPI.

14. **Resposta d:** ECG de QRS estreito de voltagem considerável e progressão normal de R no PH e ÂQRS no PF podem traduzir jovem normolíneo.

15. **Resposta e:** a voltagem em V2 em grande proporção é própria de IAM dorsal Duchenne – SVD – BDAM – WPW – *pectus excavatum*.

16. **Resposta e:** a presença de S1 Q3 síndrome clínica eletrocardiográfica representa opções variadas, o fato de coexistir BIRD histórico de doença de Chagas leva à conclusão do BDPI.

17. **Resposta b:** a injúria do ST de V1 a V3 com impacto maior a 90 graus no PH e a projeção desse segmento no PF-150 graus traduzem como obstrução a nível da primeira septal da DA.

18. **Resposta a:** as taquicardias QRS estreito associadas à alternância elétrica estão conectadas a duas causas comuns, nodal e WPW oculto.

19. **Resposta d:** a presença de ondas T negativas pontiagudas e simétricas de amplitudes aumentadas são traduzidas por alterações primárias na isquemia miocárdica subepicárdica. O padrão Wellens possui essas características, traduzindo suboclusão da DA.

20. **Resposta e:** o ECG mostra com fidelidade absoluta a evolução de obstrução coronariana considerando delta tempo; pela presença de ondas Q supra ST e polaridade negativa da onda T referem-se à fase aguda tardia, essa fase tem duração variável entre 1 a 12 horas do evento da obstrução coronariana.

21. **Resposta e:** SVE importante produz alterações de oferta e consumo de oxigênio, alterações do AE associadas ao movimento rotatório com levor-rotação no PH, no escore de Romhilt somam dez pontos .

22. **Resposta a:** a coronária direita tem variabilidade anatômica, curta, média e longa, e em 80% dos casos é dominante; neste exemplo com arritmia atrial ST supra de D3 maior que D2 associada com ST supra de V4 a V6, a lógica do ECG leva à suspeita de coronária direita muito longa.

23. **Resposta b:** a representação do ECG com os três componentes: necrose, injúria e isquemia. Afirmação do efeito de janela elétrica só pode ser encontrada na fase de necrose absoluta (vide comentário no caso 20).

24. **Resposta e:** WPW intermitente considerado benigno, sugerindo condução anterógrada precária pela via acessória e baixo risco de morte súbita por arritmias, no entanto, existe o circuito anatômico com o NAV predispondo arritmia, que quando ocorre é de curta duração.

25. **Resposta b:** a suboclusão do tronco da coronária esquerda, as manifestações do ECG realizadas pelo Dr. Wellens mostrando o vetor de injúria, dirigin-do-se do ápice para a base do VE, daí surgindo o infra do ST em torno de oito derivações e o AVR e o supra do AVR típico maior que o supra de V1.

26. **Resposta e:** na vigência de IAM anterior, associado a BCRD, o sítio de lesão encontra-se proximal à primeira septal, a qual irriga tanto o feixe de His como o ramo direito.

27. **Resposta e:** à observação atenta nota-se presença sutil de onda delta, quase invisível.

28. **Resposta d:** extrassístoles ventriculares diante do IAM constituem um excelente marcador, principalmente quando há morfologia de ramo esquerdo, apresentando ST supra maior de 10 mm e morfologia parabólica, preenchendo os critérios de Sgarbossa.

29. **Resposta e:** ECG mostra TPSV irregular associado a ondas P de voltagens, morfologias e polaridades variáveis, são típicas de DPOC principalmente quando há SVE.

30. **Resposta e:** R em AVR associado a QS D2 D3 AVF com ausência de progressão no PH traduz rotação horária, tanto no PH como no PF, o que sugere fortemente zona inferior inativa.

31. **Resposta c:** na análise da polaridade da onda delta associada a sua intermitência, o intervalo PR torna-se até mais curto que o intervalo de P onda delta prévia, traduzindo ausência de gravidade para as arritmias.

32. **Resposta a:** notam-se arritmias sinusais e atriais nas fases inspiratórias e expiratórias com eixo à esquerda, tornando a possibilidade de ECG masculino com biótipo brevilíneo.

33. **Resposta d:** taquicardia com QRS largo com morfologia BRE prévio e durante com o mesmo ÂQRS revela a grande taquicardia atrial não sustentada.

34. **Resposta d:** as imagens QS – ST - T mais V2 – R > r linha conduzem ao diagnóstico inferodorsal, fase tardia.

35. **Resposta c:** a alternância elétrica do QRS visto em V4 é uma marca das taquicardias de feixe anômalo ou nodal. A imagem do QRS em V1 exclui a taquicardia nodal.

36. **Resposta b:** onda T com imagem de tendano no PH (plano horizontal) de base estreita apiculada, associada a QT curto e arritmias atriais com aumento de potássio plasmático.

37. **Resposta d:** há sinais evidentes que confirmam a SVE, nota-se voltagem significativamente aumentada, presença de FA e alterações do binômio oferta e consumo de oxigênio.

38. **Resposta e:** nas regiões específicas de aumento do VD, o ECG tem boa sensibilidade e especificidade, no caso em estudo com os sinais: SAD, complexo do tipo rSRs em várias derivações com transição tardia e ÂQRS para a direita.

39. **Resposta e:** os atletas de modalidade esportiva competitiva têm efeito vagal acentuado, alterações de conduções e critério de voltagem para SVE, os padrões de segmento ST parabólico e repolarização precoce são as regras localizadas em V2 V3 V4.

40. **Resposta d:** no *flutter* atrial a frequência média é em torno de 300 ppm. NAV possui período refratário que impedem passagem com essa frequência, no adulto as respostas no *flutter* variam de 2 para 1 até 8 para 1, nas crianças o NAV tem curto período refratário que propicia condução de 1 para 1, portanto, a frequência é de 300 ppm.

41. **Resposta b:** pela presença de P apiculada maior que 3 mm, ÂQRS para a direita, rotação horária a predominância do R de voltagem positiva de V1 a V4 e RS menor que 1, traduzindo SVD tipo A.

42. **Resposta d:** é visto um grande aumento de forças anteriores significativas, principalmente R V2 > 15 mm com decréscimo de V3 a V6, grande desvio para a esquerda associado com imagem de V1 característica de BCRD.

43. **Resposta d:** conforme os algoritmos clássicos, voltagem Morris positivo, consumo e oferta de oxigênio voltagem de V5 > V6, suspeita de padrão *strain*, para SVE.

44. **Resposta c:** os aspectos morfológicos clássicos do *flutter* são do tipo serrote, de condução nodal variável é uma macrorreentrada horária ou anti-horária são adquiridos ou cirúrgico ou pós-cirúrgico ou pós-ablação.

45. **Resposta c:** presença de sinais IAM face à congruência das imagens do IAM tardio, a hipótese é de IAM inferolateral dorsal, conforme as imagens QR de D2 D3 AVF e V6, o R de V2 > V3.

46. **Resposta e:** as características do *status* da onda T durante as taquicardias podem ocasionar superposição de diagnóstico; todas as opções dadas se apresentam igualmente, o modo de se apresentarem constitui as razões que podem levar ao diagnóstico preciso.

47. **Resposta b:** as imagens bizarras de polaridade positiva de V1 a V6 e símile com o bloqueio de ramo direito, com o estado clínico agônico e a presença de desassociação eletromecânica são próprias do ritmo idioventricular agônico.

48. **Resposta a:** o *flutter* da aurícula esquerda, os aspectos morfológicos incomuns e a polaridade positiva D2 D3 AVF e V1 de frequências altíssimas em torno de 300 ppm favorecem o *flutter* do átrio esquerdo.

49. **Resposta a:** a observação do ECG WPW durante o ritmo sinusal, os aspectos da onda delta com o seu eixo no PF inferior no caso em questão indicam inserção posterosseptal.

50. **Resposta b:** as taquicardias com QRS estreito e a posição da onda P colocada no segmento ST e a relação RP' > PR' é típica de pré-excitação ventricular.

51. **Resposta b:** ECG de PR curto com espessamento no início do QRS no PH e PF refere-se à onda delta, própria WPW refere-se ao feixe Kent. Os aspectos morfológicos do PH e PF estão inseridos no anel mitral lateral esquerdo.

52. **Resposta c:** presença de R em V2 > R de V3 e a sua progressão decrescendo de V3 a V6, associada a ÂQRS > -45 graus. Nota-se injúria subendocárdica circunferencial com ST supra em AVR > V1. Deve-se suspeitar de semiobstrução da DA.

53. **Resposta c:** pela presença clássica BAV do 2° grau Mobitz-1, associado às ondas T simétricas apiculadas de base larga em todas as derivações e baixa voltagem do QRS, indicando suspeita de doença arterial coronariana em sexo feminino.

54. **Resposta e:** toda taquicardia QRS estreito em que não há onda P analisável, o diagnóstico de taquicardia nodal deve ser inserido em face de a onda P encontrar-se dentro do QRS em 50% dos casos.

55. **Resposta d:** durante o ritmo sinusal normal, a qual tem o *status* com polaridade, duração, morfologia de características típicas e, ao surgir súbita mudança de frequências aumentadas com os mesmos *status* da onda P, presença de taquicardia, deve-se fazer o diagnóstico de taquicardia sinoatrial.

56. **Resposta d:** a ausência de onda P associada com onda T apiculada assimétrica QT curto, com ritmo regular de frequência de 50 bpm caracterizam a hiperpotassemia.

57. **Resposta a:** os estudos de Rosenbaum dos distúrbios de condução intraventriculares descreveram um tipo curioso no qual há BCRD no PH, o aspecto

morfológico do QRS no plano PF com a presença de BCRE disfarçada. Seria, portanto, BAVT. No entanto, a causa está no grande desvio do ÂQRS-90 graus, produzindo a imagem BCRE, também chamado de bloqueio ilusório.

58. **Resposta d:** os critérios de SVE são analisados ao ECG por zonas. Casale e Cornell usaram as derivações no PF e PH AVL e V3 e a somatória acima de 30 mm; faz-se a análise do crescimento da região basal.

59. **Resposta c:** os autores Katz e Watchel usaram o critério de voltagem no PH nas derivações V2 e V3, em que nas voltagens positiva e negativa com valores acima de 60 mm, para sobrecarga biventricular, as causas mais comuns são: CIV, CIA, PCA.

60. **Resposta e:** WPW encontra-se inserido no anel mitral lateral esquerdo, onda delta e QRS no PH dirige-se anteriormente, essa localização é a mais frequente posição anatômica dos feixes de Kent.

61. **Resposta e:** as taquicardias paroxísticas com QRS estreitos e a marcante alternância elétrica do QRS, a maior possibilidade é o feixe de Kent que possui somente condução retrógrada, durante o sinusal não há onda delta, o qual é chamado de WPW oculto.

62. **Resposta d:** as taquicardias com QRS alternantes são próprias, tanto do NAV como nos feixes de Kent, com ausência de onda delta em ritmo normal, portanto, no estudo da polaridade da onda P após o ponto J o diagnóstico será WPW oculto, a frequência gira em torno de 20 a 30% e o RP' < P'R.

63. **Resposta a:** nas taquicardias de QRS estreito há relação P' QRS, que deve ser analisada detectando a P' no QRS. J segmento ST o pico da onda T e após a onda T. Há nítida R' em AVR e V1, pode-se afirmar taquicardia nodal com 100% de acerto.

64. **Resposta b:** na análise cuidadosa do segmento ST, nota-se claramente a condução retrógrada por um feixe anômalo e a relação RP' < P'R, trata-se de uma taquicardia ortodrômica, pelo feixe de Kent.

65. **Resposta e:** nota-se taquicardia QRS estreito cadência irregular, associada a múltiplas ondas P' variando a voltagem, polaridade e relação numérica com QRS. Nota-se também ÂQRS para a direita, baixa voltagem, Penaloza

positivo + rotação horária do PH, que fazem parte do DPOC, causa mais frequente de taquicardia atrial multifocal.

66. **Resposta c:** distrofia de Duchenne, com alterações neuromusculares hereditárias, em que o comprometimento do coração é heterogêneo, pseudo-hipertrofias, fibrose intersticial que predomina nas paredes posterior, basal e lateral do ventrículo esquerdo, surgindo pseudo R em V1 V2 de necrose posterolateral e ondas Q profundas em D1 AVL V5 V6 e, algumas vezes, na parede inferior.

67. **Resposta a:** as alterações elétricas do ECG incluem FA SVD sinal de Penaloza, o qual tem baixa voltagem em V1 e V2 em virtude do átrio direito gigante funcionando como dielétrico. Nota-se, ainda, QRS para a direita com rotação horária.

68. **Resposta e:** aberrância de condução feita pelo ramo direito ou pelo ramo esquerdo surge quando ocorrer intervalo RR longo seguindo por um encurtamento súbito de batimentos consecutivos; é o chamado ciclo largo e ciclo curto.

69. **Resposta c:** nota-se presença de necrose inferolateral dorsal, com sinais atenuados QR denotando a não transmuralidade, o que indica tecido viável nas regiões infartadas.

70. **Resposta e:** o ritmo de FA associado a SVE sístole diastólica e o sinal de Casale positivo, pelo fato da ocorrência de grandes voltagens em V5 V6 V3 podemos inferir essa hipótese de tensão volumétrica.

71. **Resposta e:** taquicardias com QRS estreito de frequência altíssima, alterando o segmento ST negativo em D2 D3 aVF e positivo em V1, a grande suspeita é o feixe de Kent na lateral esquerda da valva mitral.

72. **Resposta b:** a presença de QR em V1 associada a RS de grandes voltagens em V2 V3 e V4 e o predomínio de Rem V6 favorece o diagnóstico biventricular.

73. **Resposta e:** o supradesnível do segmento ST tem o vetor representativo da área envolvida e projetada nos planos PH e PF em concordância com a artéria e o sítio de obstrução. Os infartos anteriores, a projeção angular e a referência da DA podem ser projetados no PF; conforme o sítio de lesão, o

caso em si encontra-se a 90 graus no PH e perpendicular ao PF, portanto, não tem supra do segmento ST no PF.

74. **Resposta d:** vias clássicas acessórias do feixe de Kent, o empastamento inicial é bastante explícito e chamado onda delta; pode se apresentar com sutil espessamento ao ser iniciado o QRS, os quais são designados WPW imperceptíveis.

75. **Resposta c:** suspeita de múltiplos feixes encontrada em V1 com imagens QRS – QR sem V1, as taquicardias antidrômicas, as mudanças de morfologias, alternância de PR curto e PR longo, as mudanças da P' a morfologia, a polaridade durante as arritmias; é possível encontrar mudança de polaridade da onda delta durante a FA.

76. **Resposta e:** ECG compatível com a síndrome de Rosenbaum, pelos aspectos do PR longo BCRD e bloqueios alternantes fasciculares suspeitados pela mudança de ÂQRS no PF. Também notam-se grandes voltagens em V5 e V6, não esperadas diante do BCRD.

77. **Resposta d:** o cenário do ECG mostra vetor decorrente de lesão de maior impacto em D3, nota-se também em V6 injúria de pequena grandeza. O fato de haver V1 e V2 isodifásico em V1 levanta a suspeita de lesão na VD.

78. **Resposta e:** o ECG consta de taquicardia sinusal importante com ÂP desviado para a esquerda e ÂQRS indeterminada associados à baixíssima voltagem, pode-se inferir hipertireoidismo com obesidade mórbida ou derrame pericárdico. Podemos afastar DPOC em razão de onda P apontar para a esquerda, o ÂQRS deveria estar dirigindo-se para a região inferior do PF.

79. **Resposta e:** segundo o algoritmo Romhilt, foi encontrado o escore de seis pontos, favorecendo diagnóstico SVE, com alta especificidade.

80. **Resposta d:** há evidência que aponta para a frente visto uma onda q D1 D2 D3; as derivações V2 V3 mostram repolarização precoce benigna e ST convexidade para cima, inscrita suavemente.

81. **Resposta e:** o efeito do digitálico bem visto no segmento ST tipo Salvador Dali e QT curto, associado a critérios para SVE, têm um escore de sete pontos Romhilt.

82. **Resposta e:** o crescimento das quatro câmaras ventriculares é especificamente bem visto, a própria FA com sinal de Penaloza positiva em V1 mais transição tardia do QRS no PH e súbita voltagem representativa do VE, ÂQRS para a direita S1 Q3, então pode-se afirmar VE maior que SVD.

83. **Resposta d:** nota-se que há q D1 D2 D3 de pequena voltagem estreito, revela ponta para a frente do VE, no PH há uma súbita transição do QRS trazido para a região anterior pela posição do VE pelo movimento anti-horário do eixo longitudinal, o ÂQRS no PF está postado a 60 graus do sistema cartesiano, portanto, em oblíquo.

84. **Resposta e:** o padrão R' em V1 com deflexão intrinsecoide rápida, considerada benigna pelo ângulo fechado pela rampa descendente menor que 5 mm, possui duração do QRS igual a V1 a V3, índice de Conrado negativo para os padrões like Brugada tipo 2, cuja duração do QRS em V1 e V2 é maior que em V3 mais BAV do primeiro grau, é própria dos atletas.

85. **Resposta e:** procure comentário da distrofia muscular de Duchenne, em que há fibrose laterodorsal e apical, com distúrbio de condução.

86. **Resposta e:** a grande voltagem de R V1 a V4, associada a rotação horária no PH ÂQRS dirigido para a direita é traduzida pela presença de SVD, anulando a suspeita de SVE.

87. **Resposta e:** a predominância de R de V1 a V4 mais SAD, importante ÂQRS em torno de 120 graus, é típico de SVD global, associada a R de V6 maior que o S de V6, podendo-se inferir SVE associado.

88. **Resposta e:** ondas T que encontram-se bastante presentes com suas amplitudes, ocupando 2/3 do QRS e tipo apiculada de base estreita e QT reduzido. A suspeita deve ser sobre K^+, cuja concentração está entre 6 e 7 mEq/L.

89. **Resposta e:** clara indicação de SVE basal e apical pelas derivações V3 e V6, associada a SAD pelo aspecto da onda P apiculada de voltagem aumentada, o ÂQRS encontra-se hiperdesviado para a esquerda, denotando BDAS.

90. **Resposta c:** a presença de P apiculada base estreita e ÂP confere SAD, associada a baixa voltagem do QRS no PF, com ÂQRS indeterminada, apresentando no PH rotação horária com vetor representativo do QRS para trás, infere-se, desta maneira, diagnóstico SVD tipo C na DPOC.

91. **Resposta c:** o ritmo isorrítmico nodal sinusal só pode ser inferido quando o escape nodal tem a mesma frequência no sinusal, neste caso está excluído, pois as ondas P não se encontraram dentro do QRS. A opção mais acertada é ritmo idioatrial direito, cujo vetor representativo aponta para aVL.

92. **Resposta d:** o sexo feminino possui o dielétrico lipídico que cancela cargas elétricas, o ÂQRS que se encontra a 90 graus favorece biótipo longilíneo feminino.

93. **Resposta c:** síndrome de elevação da onda J do padrão clássico benigno, o segmento ST de concavidade superior, concordante com o QRS precedente, visto nas derivações anteriores V2 a V4 com ascensão suave. Se os ST são retificados e localizados na parede inferior e lateral são considerados malignos.

94. **Resposta d:** a identificação de sobrecarga SVE, o de maior sensibilidade e especificidade 40 a 94% é o critério de Cornell, que utiliza os planos PF e PH, isto é, V3 e AVL maior que 30 mm, nota-se uma onda T simétrica apiculada de grande voltagem, sugerindo hiperpotassemia, a onda P, encontra-se apiculada estreita e AP é projetada na parte inferior.

95. **Resposta d:** o BCRE quando associado e ST tipo de IAM, a relação de QRS e ST não concordantes S em V1+ST com voltagens semelhantes.

96. **Resposta b:** os aspectos mais importantes dos bloqueios fasciculares são a determinação do ÂQRS no PF e duração do QRS normal, exceto BDAM, ao qual pode se associar BDAS BAV; sendo a voltagem em V2 maior que 15 mm e QRS decrescente de V3 a V6, o vetor representativo do BDAM é perpendicular ao PF.

97. **Resposta b:** o BDPI caracteriza ÂQRS dirigindo-se para baixo, para a direita entre 80 a 120 graus, e a onda R cresce de D2 para o D3 em face do maior paralelismo, com vetor de aproximadamente 120 graus.

98. **Resposta d:** nota-se R de V2 > 15 e decrescente de V3 a V6, próprio do BDAM e o ÂQRS em torno de menos 60 graus, o espessamento final do QRS do BIRD, com ritmo de FA.

99. **Resposta b:** síndrome de Rosenbaum encontrada nos bloqueios fasciculares alternantes no ramo esquerdo, mais BRD associado ao BAV do 2° avançado;

essas alterações têm implicações urgentes em implante de marca-passo, as quais são marcadores de assistolia aguda.

100. **Resposta e:** os BAV do 2° grau estão divididos em quatro tipos, 2;1, Mobitz 1 e Mobitz 2 e o BAV avançado, que é determinado por três ou mais ondas P que são bloqueadas a nível nodal.

101. **Resposta c:** nos BAVde segundo grau há cinco apresentações. No BAV de segundo grau tipo 1 notam-se ondas P conduzidas normais e P alternadas não conduzidas. Quando o QRS é estreito, o bloqueio situa-se no BAV em 70% dos casos; se o QRS é largo, o sítio do bloqueio situa-se no feixe de risco.

102. **Resposta e:** a fibrilação atrial pode estar associada por bloqueio em todo o sistema de condução, a frequência esperada do escape de QRS estreito e muito tardio pode traduzir distúrbio de condução do feixe de risco, o qual encontra-se incapaz de assumir o ritmo de escape ventricular.

103. **Resposta a:** o fenômeno de Chung, aplicado para os escapes atriais de P aberrantes não esperadas, é explicado pelo autor como condução aberrante dos átrios.

104. **Resposta d:** o *flutter* clássico possui frequências atriais em torno de 300 ppm e de respostas ventriculares variáveis 2:1 – 4:1 – 6:1 – 8:1, sempre em números pares; nas crianças estão aptas de 1:1, cuja explicação se deve ao NAV, ainda permanecem não aptos para conduzir de 1:1.

105. **Resposta c:** taquicardias atriais polifocais, as quais são apresentadas por ondas P de diferentes morfologias e polaridades em uma mesma derivação. O enfisema pulmonar é a mais frequente dessas arritmias.

106. **Resposta c:** as taquicardias produzidas pelo feixe de Coumell, cujo substrato possui características de condução retrógrada com RP' longo de caráter incessante, algumas vezes QRS de voltagem alternante.

107. **Resposta c:** o *flutter* consta de um macrocircuito atrial, o átrio direito possui todo um substrato apropriado. O tipo anti-horário ocorre em 90% dos casos e as frequências em torno de 240 ppm a 340 ppm, cuja condução para os ventrículos, na maioria dos casos, é 2:1, mas pode ocorrer 4:1, 6:1 sempre em números pares.

184 Eletrocardiografia avançada

108. **Resposta d:** as taquicardias do átrio direito se apresentam com frequências de 120 ppm a 240 ppm. As P' com aspecto morfológico de polaridade variável conforme o sítio anatômico, as ondas P podem ter relação com RP' = P'R e RP' > P'R e RP' < P'R.

109. **Resposta e:** nota-se ao ECG uma taquicardia atrial direita unifocal do tipo não sustentada, com os aspectos da onda P, morfologia apiculada, voltagem aumentada e polaridade positiva, D3 AVF e D2.

110. **Resposta a:** as taquicardias ortodrômicas WPW utilizam o NAV de condução lenta e anterógrada, e o substrato feixe de Kent de modo retrógrado para os átrios, formando uma macroreentrada e, na maioria das vezes, as P' encontram-se situadas no segmento ST, portanto com RP' 100 ms.

111. **Resposta e:** a maioria dos casos de taquicardia sinusal encontra-se presente sem causa evidente, as quais são inapropriadas, funcionais e sinoatriais. No ECG pode ser visto sinal da âncora pela projeção dos segmentos PR e ST, na maioria das vezes postulada pela perda de modulação automática.

112. **Resposta d:** nas taquicardias exclusivamente juncionais, a onda P' pode ser encontrada dentro do QRS em 50% dos casos, ou no ponto J de V1, simulando BIRD, ou SD2D3 e entalhe em AVL, todos esse detalhes têm especificidade em 95% dos casos.

113. **Resposta a:** a angina de peito de Prinzmetal se caracteriza por dor torácica de curta duração associada à ST supra. É considerada espasmo transitório de artéria coronária epicárdica, aparentemente normal na cinecoronariografia.

114. **Resposta e:** na oclusão de artéria coronária, na fase precoce ou hiperaguda da isquemia miocárdica, ondas T positivas de magnitude aumentada pontiagudas e simétricas. Pode surgir algumas vezes associada com QT aumentado e ocasionalmente pequena ST infra.

115. **Resposta d:** nota-se QRS estreito saudável em voltagem e duração, progressão crescente e decrescente de V1 a V6. Ausência de Morris positiva, oferta e consumo de oxigênio não comprometido, a frequência varia normalmente nas fases inspiratória e expiratória, as quais aceleram e desaceleram.

116. **Resposta d:** *status* PR curto no ECG inferido de pré-excitação pelo feixe de James dos átrios ao feixe de His sem ter passagem pelo AV, criando um

circuito reentrante ideal de taquicardia reentrante, levando às taquicardias do QRE estreito de altas frequências.

117. **Resposta a:** as características mais marcantes do efeito vagotônico são as bradicardias acentuadas associadas às grandes voltagens da onda T assimétricas pontiagudas com durações normais.

118. **Resposta e:** no período do miocárdio de maior durabilidade durante a fase do infarto podem ocorrer eventos arritmogênicos de alto poder para fibrilação ventricular, essa fase se encontra entre o pico da onda T e o seu término, isto é, do epicárdico e do endocárdico.

119. **Resposta a:** as interferências que ocorrem na doença de Parkinson, pelos movimentos rápidos e incontroláveis dos membros superiores, produzem simulações de arritmias durante a realização do ECG, com os eletrodos posicionados nos punhos, os quais devem ser posicionados ao nível dos ombros.

120. **Resposta d:** taquicardias de QRS largos, associados com pausas e presenças de capturas entre o QRS e a onda P de morfologias variáveis, denotando a presença de dissociação atrioventricular, com baixa sensibilidade e especificidade de 100%.

121. **Resposta e:** mecanismos envolvidos em taquicardias de QRS largo, associados aos mecanismos de pausas curtas e longas, antecedendo os eventos, podemos afirmar com alta especificidade para taquicardia ventricular.

122. **Resposta c:** a presença de extrassístole ventricular precoce, situada no pico da onda T onde surge um gradiente de voltagem, entre o epicárdio e o endocárdio, principalmente com substrato presente como BAV IAM SQTL metabólico, pode produzir arritmias ventriculares malignas.

123. **Resposta c:** a taquicardia ventricular que se apresenta com ÂQRS alternadas diametralmente, é um marcador importante para intoxicação digitálica e raramente taquicardia catecolaminérgica hereditária.

124. **Resposta a:** nas taquicardias de QRS estreito com frequências de mais ou menos 280 ppm, sempre considerar a idade precoce, as quais ainda possuem NAV com especial capacidade para as respostas de 1:1.

125. **Resposta e:** as taquicardias fasciculares usam o sistema elétrico para se perpetuar, o QRS é relativamente alargado e no início é estreito, sem lembrar taquicardia ventricular, o QRS com morfologia de BRD, nas derivações inferiores com morfologia de bloqueio BDAS, que é mais comum. A imagem de BDPI na sua forma mais rara.

126. **Resposta d:** fibrilação atrial de QRS largo e resposta rápida, afirmar que são pré-excitadas, com padrão BRD ÂQRS inferior, são próprias do feixe de Kent lateral esquerdo, com inserção na valva mitral posterosseptal.

127. **Resposta a:** os comentários sobre taquicardias fasciculares de morfologia de bloqueio de ramo direito e ÂQRS que varia, de mais 120°graus a menos 90° graus.

128. **Resposta a:** a TV ramo a ramo está condicionada a cardiopatia estrutural e o sistema His-Purkinje, de padrão morfológico BCRE – ÂQRS superior a menos 60 graus. O mecanismo de reentrada entre o ramo direito, com a condução anterógrada do septo em um dos fascículos do ramo esquerdo, os quais formam um circuito fechado. O ECG basal tem de BCRE mais PRE longo e H-V sinusal > H-V durante a crise.

129. **Resposta a:** os algoritmos do STEP BY STEP, colocando sensibilidade e especificidade 97% e 94%, seguindo a resposta positiva fica suficiente em qualquer passagem, e as respostas negativas devem procurar o passo seguinte até atingir o aspecto morfológico. Brugada utilizou a primeira passagem pela ausência de RS no PH, duração do intervalo RS maior que 100 ms, até atingir os aspectos morfológicos de V1 V2 e V6. Vereckei usou uma única derivação AVE no tempo inicial e no tempo final, r ou q ≥ 40 ms e entalhes.

130. **Resposta c:** as taquicardias ventriculares com foco epicárdico giram em torno de 7% e produzem os aspectos morfológicos das taquicardias antidrômicas; esse aspecto de pseudo-onda delta produzido pelas taquicardias epicárdicas representa os critérios de Brugada e Wereckley, elevando os valores aumentados quanto à duração do QRS do intervalo ser das ondas P ou R inicial. A causa mais frequente é a doença de Chagas.

131. **Resposta b:** na fase aguda do IAM há vários mecanismos de morte súbita, entre eles a rotura apical, isquemia grave do sistema de condução e a obstrução total do tronco da coronária. O mais comum é quando ocorre

estímulo caindo no período vulnerável do ciclo cardíaco, o qual localiza-se em torno da onda T, a qual pode trigar a fibrilação ventricular.

132. **Resposta d:** a pré-excitação pode ocorrer fixa, alternante e algumas vezes progressiva – efeito concertina – pode também ser causada por período refratário longo, uso de drogas, ou quando NAV permite alternância ou se transformar de típica para PR curto, denotando múltiplos feixes. O tipo alternante é um bom marcador de WPW benigno.

133. **Resposta d:** as taquicardias ventriculares em corações estruturalmente normais em jovens estão localizadas nas vias de saída do VD e do VE. A mais comum encontra-se na saída do VD descrita por Gallavardin de QRS alargada, com morfologia de BCRE ÂQRS para a esquerda e tem sua transição precoce no plano horizontal.

134. **Resposta e:** as taquicardias fasciculares têm QRS de duração não muito alargada, estão sempre localizadas nas vizinhanças dos referidos fascículos. As de localizações posteroinferior são mais raras e têm morfologia de bloqueio de ramo direito e ÂQRS à direita, frequências elevadíssimas e com o primeiro momento elétrico muito estreito; pode-se inferir que ocorrem no período pré-adolescente.

135. **Resposta b:** a taquicardia ventricular monomórfica sustentada sempre será um desafio no diagnóstico com aberrância, bloqueio de ramo preexistente e antidrômicas, na análise morfológica, duração, dissociação – AV visto só em 10% dos casos – modo de transição no PH, características do QRS em AVR, ÂQRS, V1 V2 V6, ausência de RS no PH. É possível minimizar erros aumentando a sensibilidade e a especificidade.

136. **Resposta c:** as taquicardias de QRS largos, de caráter irregular estando no contexto do *flutter*, da fibrilação atrial mostrando variação de frequência entre 150 bpm a 280 bpm, são incompatíveis com período refratário do NAV, são sempre conexões do feixe de Kent com maior frequência lateral esquerda e posterosseptal, chamadas pré-excitações não reentrantes.

137. **Resposta c:** algoritmos correlacionando com ponto de vista prático, com seis zonas de ablação, anterosseptal lateral e posterosseptal do VD. Lateral, posterolateral e anterosseptal do VE. No ECG em pauta, a onda delta está à esquerda com súbita transição de V1 para V2, as quais são típicas de zona septal anterior do VE.

188 Eletrocardiografia avançada

138. **Resposta e:** as taquicardias pré-excitadas por arritmias supraventriculares como o *flutter*, fibrilação atrial, taquicardias atriais com resposta acima de 220 ppm são incompatíveis pela refratariedade do NAV, portanto, são utilizadas vias de pré-excitação; neste caso, a pré-excitação com passagem livre na parede livre do VD, sem mecanismos reentrantes.

139. **Resposta c:** no ECG em pauta, com presença de QRS largo, ritmo irregular, com alguns momentos do traçado na mesma derivação, atingir frequências de mais ou menos 280 ppm. O aspecto morfológico de bloqueio do ramo direito, ÂQRS dirigido para a região inferior, encontra-se inserido no anel mitral posterolateral esquerdo.

140. **Resposta d:** nas taquicardias de QRS estreito, respostas rápidas e alternâncias de voltagens do QRS sempre o substrato é um feixe anômalo de Kent, que utiliza condução somente no sentido retrógrado e em cujo ritmo sinusal não há onda delta. As taquicardias nodais podem apresentar essa característica marcante.

141. **Resposta c:** o ECG com intervalo PR curto de < 100 ms de duração pode ter como substrato o feixe de James, que conecta os átrios e feixe de His evitando passagem pelo NAV, podem-se realizar taquicardias reentrantes com a região nodal. Os aspectos clínicos e anatomopatológicos foram descritos por Lown-Ganong-Levine.

142. **Resposta b:** as taquicardias QRS estreito, de frequências elevadas, com onda P' de polaridade negativa registrada no final do QRS, são próprias da reentrada nodal ou feixe de James, cujos critérios foram descritos no caso anterior.

143. **Resposta c:** os feixes anômalos de Kent conduzem anterogradamente e retrogradamente na maioria das vezes, alguns têm características somente retrógradas, com ausência de onda delta e produzem taquicardias reentrantes com QRS alternantes.

144. **Resposta e:** há taquicardias sustentadas com QRS muito estreito, menor que 100 ms de duração e voltagens amplas, próprias da sobrecarga ventricular esquerda e com essa frequência acima de 250 ppm, com polaridade opostas ao QRS. A primeira lógica é optar por arritmias em idade infantil, a suspeita deve recair para *flutter* de 1:1.

1 ECG **189**

145. **Resposta b:** taquicardia de QRS alargados, intervalos RR irregulares atingindo frequências de 270 ppm, com empastamento inicial sugestivo de onda delta, conduzindo através da parede lateral ou posterosseptal esquerda, associadas com momentos de captura completa e fusão, indicando pré-excitação ventricular de alto risco para ocorrência de morte súbita.

146. **Resposta d:** nota-se uma súbita taquicardia no QRS estreito, com frequência acima de 150 ppm, mostrando os intervalos RP' > P'R. Há claramente o registro de onda delta presente D1 D2 D3, há condução dos estímulos realizada pela via nodal normal e reentrada pelo feixe de Kent inserida no anel mitral lateral.

147. **Resposta d:** taquicardia com QRS estreito com relação RP' > P'R, onda P' de polaridade negativa na parede inferior positiva em AVL, de característica típica de foco atrial direito inferior. A taquicardia de Coumell tende a ser incessante QRS alternante, RP' longo e onda P' negativa bizarra, vista em quase todas as derivações.

148. **Resposta d:** nota-se a presença de PR curto, QRS com onda delta projetada em torno de zero grau no plano frontal e de morfologia de bloqueio de ramo esquerdo. Do ponto de vista anatômico, o feixe de Kent encontra-se inserido no anel tricúspide na parede lateral de VD.

149. **Resposta d:** taquicardia com QRS estreito, notando-se a presença de RP' > P'R, P' de polaridades negativas profundas simétricas da parede inferior e anterior, sugerindo fortemente feixe anômalo e Coumell e somente de condução retrógrada lenta que explica RP' longo.

150. **Resposta c:** taquicardia irregular de QRS largo de resposta irregular, pela fibrilação atrial de frequências muito altas, com risco de morte súbita. É um feixe anômalo inserido no anel mitral, região esquerda. Vide comentários já feitos.

151. **Resposta e:** ECG com PR curto associado a um empastamento inicial do QRS, V1 apresentando padrão de bloqueio do ramo direito. A identificação do sítio ventricular mais precoce excitado, vetor representativo da onda delta no plano frontal, encontra-se no ângulo de 90 graus positivo e o QRS em torno de menos 60 graus negativos faz parte do feixe posteroinferior do VE.

190 Eletrocardiografia avançada

152. **Resposta b:** presença de PR curto, QRS com empastamento inicial – onda delta associada com R ampla em V1. Nota-se a onda delta situada em torno de menos 60 graus e o ÂQRS em torno de 120 graus positivos é característico do feixe anômalo inserido na parede lateral do ventrículo esquerdo.

153. **Resposta a:** taquicardia de RE regular, QRS estreito com frequência em torno de 200 ppm, associada a alterações de injúria circunferencial e pseudo R' do QRS em V1, com sensibilidade e especificidade de 100% para taquicardias reentrantes nodais *slow-fast*.

154. **Resposta e:** IAM inferodorsal secundário à obstrução de CX ou CD. Nota-se claramente desnível supra do segmento ST, sendo a voltagem de ST D3 > ST D2, a ocorrência nas imagens virtuais de AVL > AVR, a somatória e voltagem de ST D2 D3 e AVF > ST infra V1 V2 V3, sugerindo fortemente obstrução da CD.

155. **Resposta d:** a identificação do supra segmento ST de V2 a V4 de impacto maior em V4, associada ao vetor de injúria projetada no plano frontal do ST dominante em D2 e isoelétrico em AVL é típica de obstrução na 1ª diagonal.

156. **Resposta d:** no grau de comprometimento de um IAM anterior deve-se levar em consideração as subdivisões anatômicas V1 a V6, uma vez que há amplas interseções dos sítios. O supra de ST de V1 a V6 de máxima amplitude e o supra de desnível do ST em D1 e AVL, o sítio da artéria ocupada pode-se inferir a uma obstrução proximal a 1ª diagonal. Nota-se, também, que no caso não houve atenuação de artérias *stand-by*.

157. **Resposta b:** há sinais de injúria subendocárdica circunferencial por suboclusão do tronco insustentável, tendo repercussões em torno de oito derivações; com exceção de AVR, a única derivação encontra-se em ângulo privilegiado da cavidade do VE, resultando em supra do segmento ST de grande magnitude maior que V1, cuja projeção do ST não é diametralmente oposta ao vetor da injúria. Deve-se à descrição de Wellens.

158. **Resposta e:** o ECG mostra IAM anterior, fase subaguda, o qual é indicado pela presença dos componentes da doença arterial coronariana, Q e necrose ST da injúria epicárdica e ST isquêmica onda T invertida, representando isquemia epicárdica. A artéria culpada é a descendente anterior com obstrução distal 1ª diagonal, ditada pela lógica da projeção da injúria no plano frontal paralelo à D2.

159. **Resposta d:** IAM fase aguda de prognóstico sombrio inferodorsal, bradicárdico ST arredondado nas derivações diafragmáticas. Associação com BAV de 1º grau e bloqueio sinoatrial de 2º grau, a culpa pela obstrução recai sobre a artéria coronária direita.

160. **Resposta c:** o eletrocardiograma mostra IAM inferodorsal, não transmural, com extensão considerável pela obstrução da CD, ST D3 > ST D2. Nota-se segmento supra retificado ascendente associado a um baixo gradiente elétrico, entre o epicárdio e o endocárdio, dado pela rápida descida da onda T. Extrassístole ventricular fora da vulnerabilidade.

161. **Resposta e:** ECG apresentando IAM fase aguda, ST supra retificada horizontal com imagem virtual de V2 a V6, atingindo a zona inferodorsal e lateral e provável VD; o ST inferolateral faz a suspeita de lesão no sistema coronariano esquerdo.

162. **Resposta b:** IAM inferoposterior não transmural, nem extenso de artéria CD culpada. Notam-se derivações V2 V3 com imagens virtuais na região posterior de aspecto morfológico indutor de morte súbita. O ST parabólico mostra que há um grande gradiente elétrico na repolarização ventricular.

163. **Resposta a:** as alterações causadas pelas margens de injúrias do segmento ST D2 > ST D3, associadas a ST supra V5 V6 > 5 mm favorecem a CX como artéria culpada. Quando a artéria CX está envolvida como artéria culpada, os sinais de máxima isquemia são registrados em D2, tanto ST supra como a onda T de grande magnitude e acompanhados de supra em V4 V5 V6 de magnitude importante. As imagens virtuais vistas em V1 V3 V4 tendem a ter somatório maior que supra de D2 D3 e AVF.

164. **Resposta d:** o ECG mostra ondas T de grande magnitude V1 V2 V3 dominando supra, sugerindo uma fase hiperaguda do IAM da zona anterosseptal. A imagem supra de grande magnitude em V1 juntamente em V2 V3 leva à suspeita de que tanto a DA como a CD estejam envolvidas. Sabe-se que no septo alto é mantida a circulação pela CD e DA.

165. **Resposta c:** o ECG mostra IAM inferodorsal na fase aguda tardia, apresentando os três componentes, necrose, injúria e isquemia, sendo a coronária direita a artéria culpada pelo impacto maior em D3. Para se afirmar a certeza do sítio de obstrução seria necessária a realização do V3R e V4R. Neste caso, a derivação V1 sugere obstrução proximal do VD.

166. **Resposta b:** quando coexistem lesões multiarteriais, sofre-se um efeito atenuante nas imagens na lógica do ECG, nota-se na parede inferior uma necrose absoluta da fase tardia pela obstrução de CD culpada. Observa-se a existência de ondas T gigantes com polaridades positivas simétricas de V2 a V6, traduzindo fase hiperaguda da DA.

167. **Resposta c:** nota-se no ECG de ST supra atingindo 100% a onda R de D2 D3 e AVF, fazendo a suspeita de IAM de grande intensidade, isto é, transmural. As imagens espelho do ST infra em AVL > AVR devem-se à coronária direita suspeita de obstrução. Observa-se a presença de supra em V6 + infra em V2 V3 V4, tratando-se de uma CD longa e dominante.

168. **Resposta c:** na estratificação do infarto agudo levam-se em consideração o número de derivações atingidas, o grau de sua elevação e seu aspecto morfológico. O ECG em questão revela ST supra de grande magnitude, atingindo o pico da onda R horizontal e descida lenta de V2 a V6. A abertura > 90° entre o pico da onda T e o seu final é considerada um marcador de morbidade e mortalidade. A projeção do vetor de injúria entre 0° e menos 90° proximal 1ª diagonal.

169. **Resposta c:** na ocorrência clínica de dor torácica, associada a uma grande magnitude da onda T apiculada simétrica dominando as imagens do ECG de V2 a V6, pode-se optar pelos primeiros 50 minutos de obstrução da DA. Com a projeção da onda T no plano frontal significativa em D1 e AVL a suspeita será de uma obstrução da DA proximal à 1ª diagonal.

170. **Resposta e:** ECG de imagem IAM fase aguda precoce inferodorsal com ST supra D3 D2 AVF associado à bradicardia importante com paralisia atrial e escape nodal, levando à suspeita de obstrução de óstio da CD. O ST supra de D3 > ST D2 e a imagem de infra do ST em AVL > ST AVR reforça a lógica do referido sítio, sendo necessário realizar o V4R para confirmar o acometimento do AVD.

2
Questionário

1. Na taquicardia ventricular na doença de Chagas, o foco de maior frequência estatística encontra-se em:
   a) Aneurisma apical.
   b) Endocárdica.
   c) Região epicárdica.
   d) Região basal endocárdica do ventrículo esquerdo e parede livre do ventrículo esquerdo.

2. Indique a região de maior incidência da displasia arritmogênica do ventrículo direito:
   a) Região central da África.
   b) Tailândia.
   c) Japão.
   d) Itália.
   e) França.

3. São artérias responsáveis pela síndrome X encontrada nas mulheres:
   a) DA e CD.
   b) Diagonal e circunflexa.
   c) Microcirculação.
   d) Macro e microcirculação.
   e) Ainda não definidas.

4. O sistema hexaxial para representar derivações clássicas e monopolares foi idealizado por:

a) Einthoven.
b) Burger.
c) Bailey.
d) Wilson.
e) Goldberg.

5. Fundamentos físico-matemáticos aceitos para o ECG. Aponte a opção incorreta:
a) D2 = D1 + D3.
b) Somatórias de potenciais elétricos aVR aVL aVF igual zero.
c) Derivações Avr aVL aVF – ideia Einthoven.
d) VL VF VR – criadas por Wilson.
e) aVR aVL aVF – Goldberg.

6. Sistema de pontuação de Romhilt para aumentar a sensibilidade SVE. Aponte a alternativa incorreta:
a) Morris positivo = 3 pontos.
b) Padrão Strain = 3 pontos.
c) Voltagem QRS maior que 38 mm em uso digital = 1 ponto.
d) Voltagem QRS maior que 35 Sokolow = 3 pontos.
e) ÂQRS menor que menos que 30 graus = 2 pontos.

7. Assinale a cardiopatia congênita em que há SVD nas trabéculas:
a) CIU.
b) PCA.
c) CIA.
d) Ventrículo único.
e) Eisenmenger.

8. Indique o critério de voltagem para SVE de maior popularidade:
a) Cornell-Casale.
b) Sokolow-Lyon.
c) Lyon-Rappaport.
d) Lewis-Lyon.
e) Casale-Sokolow.

9. A reperfusão coronariana à luz do ECG culmina com:
a) Taquicardia ventricular sustentada.
b) Ritmo idioventricular acelerado.
c) Resistência ST supra maior que 2 mm.

d) ST infradesnivelado.
e) Ausência de dor.

10. Marque o sinal mais importante da reperfusão coronariana:
a) Ritmo idioventricular.
b) ST persistente maior que 4 mm.
c) Onda T negativa e segmento ST isoelétrico na linha base.
d) Onda T levemente positiva.
e) ST infradesnivelado.

11. Assinale o primeiro estágio da reperfusão da coronária ao ECG:
a) Redução ST supra de 5 mm.
b) Reaparecimento de onda S V1 V2.
c) Onda T com polaridade negativa.
d) Quando há resolução do segmento ST e onda T.
e) Todas as alternativas estão corretas.

12. Assinale o sítio anatômico mais comum das taquicardias atriais automáticas:
a) Veias pulmonares.
b) Átrio direito.
c) Região perinodal.
d) Regiões da crista terminal.
e) Átrio esquerdo.

13. Na troca de eletrodo do braço direito e do pé esquerdo, aponte a derivação imutável:
a) D3.
b) AVF.
c) AVR.
d) DII.
e) AVL.

14. Quando há troca de eletrodo do braço direito e do braço esquerdo, escolha a derivação imutável:
a) DI.
b) aVL.
c) aVR.
d) aVF.
e) DII e DIII.

196 Eletrocardiografia avançada

15. Assinale a causa mais comum morte súbita em atleta com idade menor de 35 anos:
    a) Estenose aórtica.
    b) Displasia arritmogênica do ventrículo direito.
    c) Miocardiopatia hipertrófica.
    d) Anomalia de origem na coronária esquerda.
    e) WPW.

16. Assinale a arritmia mais comum na intoxicação digitálica:
    a) Ritmo idionodal.
    b) Taquicardia atrial com BAV 2:1.
    c) Taquicardia bidirecional.
    d) Extrassístole ventricular.
    e) Taquicardia fasciculada.

17. Assinale a arritmia mais marcante da intoxicação digitálica:
    a) Taquicardia nodal alternada com ritmo fascicular.
    b) Taquicardia arterial + ritmo idionodal.
    c) Taquicardia ventricular bidirecional.
    d) Ritmo idiofasciculado.
    e) Ritmo escape nodal.

18. São marcadores de morte súbita à luz do ECG, exceto:
    a) Duração QRS V2 maior que em V6.
    b) Repolarização precoce com ST retificado.
    c) QRS fracionados em duas derivações conjugadas.
    d) Brugada tipo II.
    e) IAM segmento ST supraparabólico.

19. Assinale o sítio mais comum de taquicardia ventricular em corações sem alterações estruturais:
    a) Apical VD.
    b) Fascicular posteroinferior ramo direito.
    c) Via saída VD.
    d) Região da crista terminal.
    e) Parede livre VD.

20. Assinale a modalidade das ondas espirais que expressam *torsades de pointes*:
    a) Onda espiral *break-up*.
    b) Onda espiral serpentinosa.

c) Onda espiral serpentinosa periódica.
d) Onda espiral instável.
e) Onda espiral estável.

21. Sobrecarga ventricular direita, dados estatísticos em relação a sensibilidade *versus* especificidade. Assinale a opção incorreta:
a) S1 Q3, baixa sensibilidade e alta especificidade.
b) Verticalização, alta especificidade e baixa sensibilidade.
c) Ponta para trás tem alta sensibilidade e baixa especificidade.
d) Sobrecarga atrial direita, baixa sensibilidade e alta especificidade.
e) R/S maior que 1 em V1, sensibilidade 98% e especificidade baixa.

22. Análise estatística da sobrecarga ventricular direita, plano horizontal. Marque a opção incorreta:
a) RS V1, sensibilidade 5%.
b) RS V1, especificidade 98%.
c) RV1 maior que 7 mm, sensibilidade 2%.
d) QR V1, sensibilidade 80%.
e) QR V1, especificidade 50%.

23. Indique a região com ocorrência de viúvas negras na síndrome de Brugada.
a) África do Sul.
b) Japão.
c) Xangai.
d) Tailândia.
e) Sul da Itália

24. Aponte a alternativa incorreta na relação de taquicardias incessantes:
a) *Fast-slow* nodal.
b) Taquicardia atrial automática.
c) *Flutter*.
d) Gallavardin.
e) Coumell – feixe substrato.

25. Indique a taquicardia não automática:
a) Parassistolia.
b) Ritmo idioventricular acelerado.
c) Sinusal.
d) *Slow-fast* nodal.
e) Taquicardia atrial esquerda incessante.

26. Assinale o(s) íon(s) envolvido(s) na taquicardia ventricular bidirecional:
    a) Na^+.
    b) K^+.
    c) $Na^+Ca^{++}K^+$.
    d) Ca^{++}.
    e) Na^+Ca^{++}.

27. Assinale o(s) mecanismo(s) envolvido(s) na intoxicação digitálica:
    a) Exclusivo automatismo.
    b) Pós-potencial tardio.
    c) Automatismo *vs.* reentrada.
    d) Pós-potencial e automatismo.
    e) Automatismo fase 3 potencial de ação.

28. Arritmias por mecanismo automático estão nas dependências de fatores exclusivos, exceto (apontar):
    a) Nível potencial limiar excitabilidade.
    b) Saída rápida K^+ da célula.
    c) Níveis potenciais diastólicos máximos.
    d) Potencial das células musculares.
    e) Fase de reperfusão do IAM.

29. Cálcio acumulado no retículo sarcoplasmático é responsável por:
    a) Taquicardia ventricular sustentada.
    b) Taquicardia das células de Purkinje.
    c) Taquicardias idiopáticas.
    d) Taquicardia ventricular catecolaminérgica.
    e) Taquicardia ventricular não sustentada.

30. Assinale o critério de voltagem de QRS com maior especificidade e baixa sensibilidade para diagnóstico de sobrecarga do ventrículo esquerdo:
    a) Lyon-Casale.
    b) Rappaport-Lyon.
    c) Casale-Cornell.
    d) Sokolow-Casale.
    e) Sokolow-Lyon.

31. Os trabalhos científicos nas arritmias surgidos com a presença de hipotermia são de:
    a) Haissequerr.

b) Osborn.

c) Lown-Ganong-Levine.

d) Paul White.

e) Bayés de Luna.

32. Posição da onda P1 nas extrassístoles juncionais. Assinale a opção incorreta:

a) QRS.

b) ST.

c) Ponto J.

d) Precede QRS.

e) Não depende da condução anterógrada ou retrógada.

33. Critério da voltagem QRS para SVE elaborado por Casale-Cornell. Aponte a opção correta:

a) Usa plano frontal.

b) Usa plano frontal e horizontal.

c) Usa V3 e aVL.

d) Somatório QRS V3 + aVL.

e) Somatório de voltagem QRS V3 + QRS aVL, homens maior que 30 mm e mulheres maior que 20 mm.

34. Comportamento do intervalo QT na hipercalcemia:

a) QT alongado.

b) QT curto-retificado.

c) QT retificado.

d) QT longo + T apiculada.

e) QT longo parabólico.

35. Assinale a terapia mais adequada para paciente com QT curto:

a) Digital.

b) Amiodarona.

c) Quinidina.

d) Betabloqueador adrenérgico.

e) Betabloqueador cálcio.

36. Hiperpotassemia de estágio moderado com T apiculada de grande voltagem polarizada positiva – estreita simétrica. Devemos excluir:

a) IAM dorsal.

b) Vagotonia.

c) Fase hiperaguda IAM.
d) Duchenne.
e) Atleta.

37. Sinal Penaloza para diagnóstico indireto SAD – sobrecarga no átrio direito, observando sequência anatômica. Assinale a opção correta em relação a V1:
a) AD VE-VD.
b) VD AD-VE.
c) AD VD-VE.
d) VE AD-VD.
e) VD VE-AE.

38. O fenômeno de R sobre pico da onda T deve-se a:
a) Diferença do gradiente de voltagem ventrículo direito-esquerdo.
b) Dispersão elétrica epicárdica.
c) Sítio de maior dispersão elétrica.
d) Gradiente de voltagem epicárdica-endocárdica.
e) Não há explicação conveniente.

39. O padrão do ECG de atleta possui variantes aceitáveis, exceto:
a) Bradicardia sinusal.
b) Período de Wenckebach.
c) Repolarização precoce.
d) Sokolow positivo.
e) Critério Morris para SAE.

40. Qual pré-excitação possui propriedades eletrofisiológicas semelhantes ao NAV?
a) WPW oculto.
b) Feixe de Coumell.
c) Feixe de James.
d) Feixe de Mahaim.
e) Feixe de Kent.

41. No IAM com obstrução próxima à 1ª diagonal vetor do segmento ST, surge uma relação angular entre DII e aVL:
a) Ângulos opostos.
b) Paralelismo *vs.* obliquidade.
c) Ângulo raso.

d) Paralelismo *vs.* perpendicularismo no sistema ortogonal.

e) ECG não tem sensibilidade.

42. Observa-se no ECG na hipocalcemia:
   a) Aumento da duração do potencial de ação.
   b) ST prolongado.
   c) QT alongado.
   d) Onda T de voltagem aumentada e duração reduzida.
   e) ST não sofre desvio da linha de base.

43. As parassístoles possuem propriedades especiais, assinale a alternativa incorreta:
   a) Foco automático.
   b) Pode gerar fenômeno de R sobre T.
   c) Ectopias são múltiplos de intervalos interectópicos mínimos no registro do ECG.
   d) Acoplamento variável.
   e) Envolvidas com automatismo – atividade trigada.

44. Voltagem QRS para sobrecarga do ventrículo esquerdo. A referência de idade foi idealizada por:
   a) Sokolow-Lyon.
   b) Sokolow-Morris.
   c) Sokolow-Rappaport.
   d) Casale.
   e) Lyon-Rappaport.

45. Assinale a alternativa com padrões importantes à luz do ECG nas taquicardias ramo a ramo:
   a) BCRD.
   b) PR normal + BCRE.
   c) PR curto + BCRE.
   d) PR longo + BCRE.
   e) BCRE alterado com BCRD.

46. Assinale o sítio anatômico das taquicardias ventriculares de maior morbidade clínica:
   a) TV basal.
   b) TV apical.
   c) TV parede livre VE.

d) TV células de Purkinje.
e) TV septal.

47. Assinale o substrato principal de taquicardia nodal *slow-slow*:
   a) Congênita.
   b) Digital.
   c) No AV infantil.
   d) Ablação – procedimento.
   e) Um segundo no AV.

48. Assinale a taquicardia ventricular polimórfica com circuito elétrico endo-cárdico e epicárdico do ventrículo direito:
   a) SQTC.
   b) Gallavardin.
   c) Síndrome de Brugada.
   d) Chagásico.
   e) IAM inferodorsal e VD.

49. Assinale o substrato arritmogênico atrioventricular incessante:
   a) Kent.
   b) James.
   c) Coumell.
   d) Mahaim.
   e) No AV infantil.

50. Taquicardia com relação RP1 maior que P1R, polaridade negativa DII DIII aVF e de V2 a V6:
   a) Taquicardia na região cristal superior.
   b) Taquicardia incessante no átrio esquerdo.
   c) Taquicardia Coumell.
   d) Taquicardia reentrante feixe de James.
   e) Taquicardia de veias pulmonares.

51. Assinale a opção na qual *torsades de pointes* torna-se iminente:
   a) Fibrilação atrial associado a QT longo.
   b) Alternância de polaridade onda T nas síndromes de QTL.
   c) Alternância de T e QRS.
   d) Fenômeno R sobre T.
   e) SQTL – Nielsen-Romano.

52. Maior incidência de QT longo encontra-se em:
   a) Brugada.
   b) Hereditária.
   c) SQTL tipo I.
   d) Adquirida.
   e) SQTL – Romano.

53. Taquicardia polimórfica catecolaminérgica é precedida de:
   a) Taquicardia bidirecional.
   b) Brugada tipo II.
   c) Exercícios moderados nos jovens sem doença estrutural do coração.
   d) SQTL tipo III.
   e) Brugada tipo I.

54. Bloqueios disfarçados nos ramos direito ou esquerdo estão ligados aos trabalhos de:
   a) Levine.
   b) Wedensky.
   c) Lewis.
   d) Rosenbaum.
   e) Osborn.

55. As derivações aVR aVL aVF aumentadas foram idealizadas por:
   a) Wilson.
   b) Einthoven.
   c) Goldberg.
   d) Bailey.
   e) Wilson-Goldberg.

56. Derivações de V1 a V6 monopolares podem ser chamadas derivações de:
   a) Einthoven.
   b) Wilson.
   c) Bailey.
   d) Goldberg.
   e) Wilson-Goldberg.

57. Sinais equivalentes a necrose miocárdica. Aponte a proposição errada:
   a) R em V1.
   b) QRS fragmentados nas derivações conjugadas.
   c) Ondas Q que se reduzem de voltagem de V1 a V6.

d) Ondas Q de voltagem menor que 25% da onda R seguinte.

e) T isolada gigante – IAM dorsal.

58. Morte súbita de atleta em faixa acima de 35 anos ocorre nos portadores de:
a) Origem anômala na coronária esquerda.
b) Estenose aórtica.
c) Miocardiopatia hipertrófica.
d) Doença arterial coronariana.
e) Hipertrofia septal hereditária.

59. Troca de eletrodo do braço direito com o da perna esquerda. Determine a derivação imutável:
a) DII.
b) DIII.
c) aVR.
d) aVL.
e) aVF.

60. A variável anatômica do feixe de Mahaim não é compatível nas conexões entre:
a) Átrio direito e base do ventrículo direito.
b) Do NAV ao ventrículo direito.
c) Da base do ventrículo direito ao ápice.
d) Do ramo direito ao ventrículo direito.
e) Átrio direito ao ápice do ventrículo direito.

61. BAV do 1º grau. São estruturas envolvidas, exceto:
a) Somente NAV.
b) NAV e ramo direito.
c) NAV e ramo direito e ramo esquerdo.
d) NAV e todo o sistema His-Purkinje.
e) Nó sinusal e NAV.

62. Aponte o falso alarme de taquicardia ventricular:
a) Mal de Ebstein.
b) Nielsen – QT longo.
c) Romano – QT longo.
d) Doença de Parkinson.
e) Taquicardia de Desestene.

63. Assinale o sítio anatômico mais comum das taquicardias automáticas em crianças:
a) Átrio direito.
b) Veias pulmonares esquemas superiores.
c) Região da crista terminal média.
d) Átrio esquerdo basal.
e) Região perinodal.

64. Assinale a modalidade da atividade espiralada que expressa *torsades de pointes*:
a) Espiral *break-up*.
b) Espiral caótica.
c) Espiral estável.
d) Espiral serpentinosa.
e) Espiral serpentinosa periódica.

65. *Torsades de pointes* pode ser considerado um fenômeno:
a) Wedensky.
b) Condução oculta.
c) Reentrada fase três.
d) Fenômeno GAP.
e) Condução fase 2 no potencial de ação.

66. Aponte a veia pulmonar de grande poder arritmogênico:
a) Superior direita.
b) Inferior direita.
c) Superior esquerda.
d) Superior esquerda e inferior direita.
e) Todas estão incorretas.

67. Alteração fisiológica ECG uso digital:
a) QT imutável.
b) QT curto e ST retificado na linha de base.
c) T parabólico.
d) QT curto fisiológico.
e) QT curto com aspecto parabólico.

68. Reconhecendo intoxicação digitálica no ECG, aponte a opção incorreta:
a) Bradiarritmia.
b) Taquicardia.

c) Ritmo irregular.
d) Taquicardia atrial + BAV.
e) Distúrbios de condução sinoatrial nodal são infrequentes.

69. Aponte a(s) derivação(ões) maior(es) de visibilidade intracavitária:
a) aVLDI.
b) V1V6.
c) aVR VI.
d) VIVII.
e) aVR.

70. Taquicardia nodal *slow-fast*. São caracteres do ECG basal:
a) Apresentação paroxística ou incessante.
b) PR alternante.
c) Bigeminismo.
d) STT isquêmico ao término das crises.
e) Todas estão corretas.

71. O fenômeno da supernormalidade é próprio do:
a) NAV.
b) Musculatura VE.
c) Sistema His-Purkinje.
d) Tecido isquêmico.
e) Qualquer tecido miocárdico.

72. O aspecto *done-dart* QRS das coronariopatias isquêmicas deve-se a:
a) Cabrera.
b) Wellens.
c) Chapman.
d) Janela elétrica de Wilson.
e) IAM com BCRD.

73. O aspecto morfológico QRS entalhes VII e VIII associado com BCRE tem vínculo com o estudo de:
a) Chapman.
b) Medrano.
c) Cabrera.
d) Jacó-Athié.
e) Paul-White.

74. Critérios de Casale-Cornell para SVF. Assinale a opção inadequada:
    a) Utiliza plano frontal e horizontal.
    b) V3 e aVL.
    c) Baixa sensibilidade e alta especificidade.
    d) Sv3 + RaVL ≥ 50 mm para os homens.
    e) Sv3 + RaVL ≥ 20 mm para as mulheres.

75. O sistema hexaxial, referência para estudo de derivações clássicas e unipolares, foi idealizado por:
    a) Bunger.
    b) Bailey.
    c) Einthoven.
    d) Wilson.
    e) Goldberg.

76. Assinale a TV com maior possibilidade de cura pela ablação:
    a) Displasia arritmogênica do VD.
    b) Coronariopatia.
    c) TV ramo-ramo.
    d) Via saída VD.
    e) Todas estão corretas.

77. São marcadores de risco para síndrome de Brugada, exceto:
    a) QRS fracionados.
    b) R de aVR.
    c) Duração QRS VI maior que V5 V6.
    d) Distúrbio de condução interatrial.
    e) QT prolongado.

78. As extrassístoles ventriculares de acoplamento longo são explicadas por:
    a) Fenômeno GAP.
    b) Efeito Wedensky.
    c) Condução oculta.
    d) Facilitação fase 4 do potencial de ação.
    e) Bloqueio fase 3.

79. Assinale a opção incorreta sobre os feixes de Mahaim:
    a) Dimensões fixas.
    b) Saem do feixe de His e se implantam no VD.
    c) Nascem no AV e se implantam no ápice do VD.

d) As dimensões e os sítios são variáveis.

e) Nascem no átrio direito e implantam-se no NAV.

80. Taquicardia com alternância de voltagem QRS é própria de:
   a) *Slow-fast* NAV.
   b) *Flutter* 2:1
   c) Síndrome Rosenbaum.
   d) Feixe de Coumell.
   e) Feixe de James.

81. As síndromes da onda J são iniciadas nos estudos feitos por:
   a) Osborn.
   b) Síndrome de Brugada.
   c) Haissequerr.
   d) Repolarização precoce.
   e) Antzelevitch.

82. A síndrome QT curto é mediada por:
   a) Na Ca K.
   b) K *slow*.
   c) Potássio *slow*-rápido, ultrarrápido.
   d) CA^{++} *slow*.
   e) Mutações do gene da síndrome de Brugada.

83. Assinale o curso clínico com maior morbidade e mortalidade nas síndromes relacionadas a seguir:
   a) SQTL – 3.
   b) SQTL – 8.
   c) Síndrome – Timóteo.
   d) Jervell – Nielsen.
   e) SQTL – 1.

84. A fibrilação ventricular que ocorre com maior frequência é:
   a) Perfuração apical.
   b) Fenômeno R sobre T.
   c) Lesões multiarteriais.
   d) Primeira insuflação balão.
   e) Drogas para reperfusão.

85. Uma importante fonte de taquicardia polimórfica catecolaminérgica encontra-se no:
    a) Sistema His – ramo direito e ramo esquerdo.
    b) Coração esponjoso.
    c) SQTL – Nielsen.
    d) Sistema His-Purkinje.
    e) SQTL – Romano.

86. Assinale o gatilho para arritmias NA SQLT 1:
    a) Natação.
    b) Ruídos.
    c) Dormindo.
    d) Emocional.
    e) Febre.

87. O gatilho de arritmia na síndrome de Brugada mais comum é:
    a) Natação.
    b) Ruídos.
    c) Estresse adrenérgico.
    d) Dormir.
    e) Surdez.

88. Mecanismos da ação digitálica. Aponte a alternativa incorreta:
    a) Aumentar tônus vagal.
    b) Inotrópico positivo.
    c) Formação de impulsos lentos no sistema His-Purkinje.
    d) Atividade trigada precoce.
    e) Mediação de arritmias após potencial de fase tardia.

89. Assinale o mecanismo de ação digital nas bradiarritmias:
    a) Adrenérgico.
    b) Ação vagal His e Purkinje.
    c) Aumento do período refratário no AV pela ação vagal.
    d) Ação vagolítica no NAV.
    e) Aumento do tônus vagal.

90. Síndrome de Brugada é uma doença genética autossômica dominante determinada por:
    a) Gene SCN5A no cromossomo 3.
    b) Acentuação do canal e fluxo K na fase 1.

c) Aumento do efeito e fluxo de potássio no efeito epicárdico no VD.
d) Subunidade alfa do canal Na⁺ não modificado.
e) Própria do sexo masculino.

91. O aspecto mais importante nos bloqueios fasciculares do ramo esquerdo é a localização angular do ÂQRS médio PF, exceto:
a) BDAS.
b) BDPI.
c) BDAS e BDPI.
d) BDAM.
e) BCRD + BDAM.

92. Assinale a aferição QT mais bem medida:
a) D2.
b) V2.
c) QT deve ser na derivação de QT de maior duração.
d) QT sempre é maior V2 e V3.
e) Duração QT está relacionada à frequência cardíaca.

93. Bases eletrofisiológicas de microalternância da onda T. Aponte a alternativa equivocada:
a) Alternância de potenciais largos e curtos de ações concordantes.
b) Sucessão de potenciais largos e curtos.
c) Não produzem dispersão elétrica.
d) Marcador de dispersão elétrica.
e) Marcador de arritmias.

94. Critérios ECG BDAM. Selecione a opção mais importante:
a) Desvio ÂQRS para a frente PH.
b) QR V2 > V3.
c) Pico RS V2 mais tardio que V3.
d) QR V2 > V3 pico QRS V2 mais precoce que V3.
e) Duração QRS > 120 ms.

95. Assinale a causa mais importante de bloqueio disfarçado do ramo esquerdo:
a) ÂQRS -60°graus.
b) ÂQRS +90°graus.
c) AQRS > -90°graus.
d) Cardiomegalia e ÂQRS muito desviado para a esquerda.
e) Doença de Chagas.

96. Assinale o padrão ECG tipo 1 de Wellens:
    a) T *plus/minus* VI V2.
    b) T negativas simétricas de V5-V6 profundas de V2 a V6.
    c) T negativas assimétricas de V1 a V4.
    d) T negativas assimétricas profundas de VI a V4 + QT longo.
    e) Supra do segmento ST V2 a V4.

97. Assinale a alteração eletrofisiológica da isquemia miocárdica:
    a) Redução da duração do potencial de ação.
    b) Redução da velocidade de ascensão do potencial de ação.
    c) Redução da amplitude fase zero do potencial de ação.
    d) Atraso da condutância elétrica.
    e) Todas estão corretas.

98. R proeminente V2 V3, excluir:
    a) SVD – SVE.
    b) BDAM.
    c) BCRD.
    d) Duchenne.
    e) Atleta competitivo.

99. Assinale a entidade mais comum que está associada ao BDAM – RV2 > 15 mm:
    a) Chagas.
    b) WPW.
    c) Obstrução da proximal primeira septal.
    d) Lesões multiarteriais.
    e) Síndrome de Wellens tipo A.

100. Perfusão no sistema de condução. Marque a opção incorreta:
    a) Feixe septal esquerdo 1ª septal artéria DA.
    b) Dois terços septais superiores mantidos pelas septais perfurantes.
    c) Porção inferior do septo pelo ramo posterior CD dominante.
    d) Os fascículos do RE são mantidos pelas artérias DA CD CX.
    e) Artérias responsáveis pela irrigação dos três fascículos DA e CD.

101. A síndrome de Bayés consta de:
    a) Síndrome de *sick sinus*.
    b) Bloqueio Beckman.
    c) Bloqueio interatrial.

d) Bloqueio interatrial com condução retrógada átrio esquerdo.

e) Bloqueio Beckman 3º grau, ativação átrio esquerdo tardio + arritmias.

102. Assinale o critério ECG fenômeno Katz-Wachtel:
    a) SVE.
    b) SVD.
    c) SVD – SVE.
    d) Isodifasismo V2 V3 V4 indicativo de SVD – SVE.
    e) Isodifasismo nas precordiais.

103. Assinale o fator mais relevante no bloqueio do fascículo septal:
    a) RV2 > V3 com rotação anti-horária.
    b) Padrão QR ou R V2 > V3.
    c) Redução da voltagem progressiva V4 para V6.
    d) Ausência Q V5 e V6+ RV2 ≥ 15 mm.
    e) Duração QRS ≥ 120 ms.

104. Extrassístole mortal é relacionada com:
    a) Com acoplamento largo.
    b) Caindo o período de condução supernormal.
    c) Extraventricular fase subaguda do IAM.
    d) Acontecimento no IAM, surgindo tecido normal.
    e) Período refratário fase -3 do potencial de ação.

105. Fibrilação atrial paroxística de paciente jovem atleta amiúde é decorrente de:
    a) Extra-atrial caindo pico T.
    b) Extrassístole do apêndice do AE.
    c) Rajada de estímulos das veias pulmonares nos átrios.
    d) Mutações do gene SCN5A.
    e) Estenose mitral.

106. Onda P delgada. Assinale o sítio de origem:
    a) AE.
    b) Região da crista terminal.
    c) Perinodal.
    d) Septal.
    e) Veias pulmonares.

107. Supernormalidade ocorre em:
a) Longo período fase -4.
b) Curto período fase -3.
c) Quando um subestímulo à excitação e/ou condução ocorre de forma não esperada.
d) Não ocorre no sistema His-Purkinje.
e) Fibras musculares.

108. Nas relação fenótipo *vs.* genótipo das SQTL são as mais evidentes:
a) SQTL1 e SQTL2.
b) SQTL1 SQTL2 e SQTL3.
c) SQTL3.
d) SQTL – Romano.
e) SQTL – Nielsen.

109. Substrato arritmogênico para arritmia incessante. Assinale a melhor opção:
a) Reentrada nodal.
b) WPW – feixe de Kent.
c) Feixe de Coumell.
d) Feixe de Mahaim.
e) Dedo de luva na doença de Chagas.

110. BCRE associado a RSV4 V5 V6 determina:
a) Necrose transmural.
b) Necrose epicárdica.
c) Janela elétrica de Wilson.
d) SVE – SVD.
e) BDAM.

111. Intervalo H-V durante TV menor que H-V em ritmo sinusal indica:
a) Cardiopatia chagásica.
b) Displasia arritmogênica.
c) Taquicardia ramo a ramo.
d) WPW.
e) DAC.

112. Feixes anômalos são encontrados em qualquer posição do anel mitral-tri-cúspide, exceto:
a) Parasseptal direito.
b) Mediosseptal.

c) Lateral esquerdo.
d) Anterior direito.
e) Anterior esquerdo.

113. Necrose da parede lateral VE associado a BCRE. O domínio campo elétrico será dominado por:
a) Ápice VE.
b) Ápice-base VE.
c) Septo.
d) Septo anulado.
e) Parede livre VE.

114. Determine a opção incorreta do *flutter* ventricular:
a) Frequência 250-300 ppm.
b) *Look* igual despolarização e repolarização.
c) Há uma clara separação entre QRS, ST e T.
d) Há algumas vezes situação *borderline* entre TV e *flutter*.
e) Grande semelhança entre WPW e *flutter* atrial.

115. Identifique pela projeção angular da onda delta a pré-excitação de frequência maior:
a) Além de +30°.
b) Usualmente entre +30° e 90°.
c) Entre +90° e 150°.
d) Entre -30° e -90°.
e) Entre 120° e 150°.

116. Assinale o melhor modo de provar a dupla via nodal:
a) PR longo.
b) PR curto.
c) PR longo – PR curto, vistos na mesma derivação.
d) Bigeminismo com intervalo PR alternado longo/curto.
e) Durante taquicardia reentrante nodal.

117. A cardiopatia VE não compactada possui características próprias, exceto:
a) Aumento na massa trabecular VE.
b) Camada subepicárdica fina ao exame ECO.
c) Distúrbio na condução de 50%.
d) TV sustentada, sugerindo origem no ventrículo direito.
e) QT sempre dentro da normalidade.

118. Displasia arritmogênica no ventrículo direito. Assinale a opção correta:
a) Duração QRS V1<V6.
b) Onda Y V1 a V6.
c) TV sustentada ÂQRS para a direita.
d) Padrão atípico de BCRD.
e) Origem genética familiar de forma não dominante.

119. Assinale as cardiopatias congênitas que mais se associam com WPW:
a) CIA.
b) CIV.
c) Miocardiopatia hipertrófica.
d) Anomalia de Ebstein em 25% dos casos.
e) PCA.

120. Assinale o sítio no ECG onde os átrios são vulneráveis para fibrilação atrial:
a) Pico da onda P.
b) Segmento PR.
c) Intervalo PR.
d) Segmento ST.
e) Pico da onda T.

121. As seguintes características do algoritmo de Steurer são sugestivas de taquicardia ventricular para excluir antidrômica:
a) QRS negativo de TV V4-V6.
b) Padrão QR de V2 a V6.
c) Dissociação A-V.
d) ÂQRS < 60° e > 150°.
e) Ausência de QR de V2 a V6.

122. ECG WPW durante sinusal normal. Pode-se apontar a localização do feixe de Kent nas seguintes regiões, exceto:
a) Lateral esquerda.
b) Lateral direita.
c) Posterosseptal direita e esquerda.
d) Anterosseptal direita e esquerda.
e) Mediosseptal.

GABARITO

1: d	32: e	63: d	94: d
2: d	33: e	64: e	95: d
3: c	34: b	65: e	96: a
4: c	35: c	66: a	97: e
5: c	36: e	67: e	98: e
6: e	37: c	68: e	99: a
7: c	38: d	69: e	100: d
8: b	39: e	70: e	101: e
9: b	40: d	71: c	102: d
10: c	41: d	72: c	103: d
11: e	42: d	73: c	104: a
12: e	43: b	74: d	105: c
13: e	44: c	75: b	106: c
14: d	45: d	76: c	107: c
15: c	46: b	77: d	108: b
16: d	47: d	78: b	109: c
17: c	48: c	79: a	110: c
18: a	49: c	80: d	111: c
19: c	50: c	81: a	112: e
20: c	51: b	82: c	113: c
21: e	52: d	83: d	114: c
22: d	53: c	84: d	115: d
23: d	54: d	85: d	116: d
24: d	55: c	86: a	117: e
25: d	56: b	87: d	118: e
26: d	57: d	88: d	119: d
27: d	58: d	89: c	120: d
28: d	59: d	90: a	121: d
29: d	60: c	91: d	122: e
30: c	61: e	92: e	
31: b	62: d	93: c	

3

Comentários importantes em eletrocardiografia

BREVES COMENTÁRIOS SOBRE SOBRECARGA VENTRICULAR ESQUERDA (SVE)

A identificação da SVE pelo ECG motivou a criação de vários algoritmos, destacando-se:

- Sokolow-Lyon.
- Romhilt.
- Cornell.
- Rappaport.

Sokolow: sensibilidade 60%, especificidade 15%.

Cornell: sensibilidade 42%, especificidade 96%.

A amplitude aumentada do QRS no ECG deve-se a um aumento na massa muscular do VE e sua proximidade na parede torácica. No entanto, a presença de obesidade, DPOC e hipotireoidismo mascara a voltagem. Sokolow usou um modo inteligente para aumentar a sensibilidade e a especificidade, a derivação V2 próximo ao centro elétrico do coração e V6 distante. Pode-se também usar V1 e V5, sendo uma de proximidade e outra distante. Sabe-se que os potenciais elétricos captados pelo ECG variam com o inverso do quadrado da distância e de forma proporcional ao paralelismo da derivação captante para definir SVE. Esse critério evidenciou a sensibilidade de 58%, de baixa especificidade em torno de 20%. O critério de Cornell usou o R de AVL e S de V3, apresentando baixa sensibilidade e alta especificidade.

Romhilt desenvolveu um sistema de pontuação, atingindo sensibilidade de 50% e especificidade de até 95%.

Sistema de pontuação de Romhilt para SVE

Romhilt desenvolveu um sistema de pontuação com voltagem do QRS no PF ou no PH, maior que 20 mm. As alterações do átrio, aplicando-se o índice de Morris para SAE em V1, acrescentaram também alterações do índice de oferta e consumo de oxigênio, levando o segmento infra do ST, com onda T negativa e assimétrica, com o desvio do QRS > 30° valendo 2 pontos.

- R ou S derivações no plano frontal: > 20 mm vale 3 pontos.
- SAE vale 3 pontos.
- ST infra + T assimétrica negativa vale 3 pontos.

O critério de voltagem é aceito como alternativa adaptativa.

Padrão *strain*
- ÂQRS para a esquerda são raros.
- Bloqueio incompleto do ramo direito associado à repolarização precoce é a regra e não exceção entre atletas treinados.
- Em alguns estudos recentes o padrão de repolarização precoce visto em DII, DIII, AVL V5 V6 é marcador de arritmias malignas.

ECG DO ATLETA

Os atletas possuem respostas adaptativas cardiológicas determinadas pelo treinamento físico. Entre 20 e 40% dos atletas treinados competitivos alteram o ECG. Essas alterações são confundidas com doença cardiológica.

A mortalidade em atletas é rara, há exceção quando são portadores de displasia do ventrículo direito arritmogênica.

Doença de Chagas – anomalia coronariana
- ÂQRS > -30°, 2 pontos.
- Duração QRS > 0,10 s.

Padrão *strain*
- ST infradesnivelamento, convexidade superior e T negativa assimétrica.

BREVES COMENTÁRIOS SOBRE SOBRECARGA VENTRICULAR DIREITA (SVD)

O ECG pode ter grande dificuldade em virtude do domínio do campo elétrico exercido pelo VE, que possui duas a três vezes o campo elétrico do VD, justificando menor sensibilidade e maior especificidade em razão das diferenças anatômicas entre o VE e o VD com predomínio do VE três vezes maior que a massa do VD. Para expressar SVD à luz do ECG é preciso que essa câmara aumente seu tamanho em torno de três vezes, justificando uma baixa sensibilidade em mais ou menos 5-10%. A especificidade para SVD é em média 90% quando o eixo do ÂQRS é maior que 110°, RS > 1 em V1, R V1 > 7 mm, S de V5 e V6 > 7 mm. Padrão *strain* em V1 e V2 e padrão S1, S2, S3.

ÂQRS - SAD - RV1 > 7 - > 100.

Padrão QR em aVR, relação RS < 1 SI SII SIII.

Todos esses sinais possuem sensibilidade abaixo de 10%, enquanto estão presentes tornam especificado em cerca de 95%.

BREVES COMENTÁRIOS SOBRE MECANISMO DAS ARRITMIAS

Automatismo

São células que se excitam por si próprias e se propagam derivadas de correntes iônicas de CA, K, NA responsáveis pelo potencial transmembrana na fase 4.

A saída rápida de K^+ durante a diástole pode ter impacto na taxa de frequência cardíaca, assim como o nível do potencial limiar (alto ou baixo) e o nível basal do potencial transmembrana.

As modificações desses fatores somam-se para aumentar ou diminuir as descargas das frequências cardíacas. Cerca de 10% das taquicardias supraventriculares e ventriculares com acoplamento fixo ou quase fixo se devem ao mecanismo automático.

Atividade elétrica trigada ou deflagrada

Mecanismo que pode gerar arritmias com acoplamento fixo precoce ou tardio em razão de uma geração de estímulo anormal, em face da presença de pós-potencial precoce – fase 3 do potencial de ação ou pós-potencial tardio bastante significativo com vibrações oscilatórias, iniciando uma resposta que pode se propagar.

Os pós-potenciais precoces podem estar relacionados com as arritmias: *torsades de pointes* e taquicardias polimórficas. E TV pleomórficas e FV.

Alterações iniciais que inibem a corrente da saída de K^+ ou aumento da entrada de Ca^{++}. Os potenciais tardios geram atividades elétricas, principalmente cargas excessivas de Ca^{++} no retículo sarcoplasmático durante a diástole. Algumas arritmias, como ocorre na intoxicação digitálica, os exercícios e as drogas catecolaminérgicas podem prolongar o QT, favorecendo os pós-potenciais precoces fase 2, 3 e 4.

Reentrada

Para que esse mecanismo aconteça são necessárias três condições:

- Presença de um circuito.
- Bloqueio unidirecional.
- Velocidade de condução adequada.

Para o fenômeno da reentrada se perpetuar deve existir o bloqueio unidirecional juntamente com a cinética adequada em algum lugar do circuito.

Circuito reentrante exclusivo na junção A: este circuito tem uma base anatômica nos tecidos da junção, resultando em diversas possibilidades, diferentes tipos de reentrada no A-V:

- Slow-fast.
- *Fast-slow.*
- *Slow-slow.*
- *Fast-fast.*
- Feixes anômalos – Wolff-Parkinson-White (WPW) e nó atrioventricular (NAV).

Tipo *slow-fast*

Resulta em taquicardia paroxística que é mais frequente.

O estímulo vindo dos átrios é bloqueado no feixe *fast* e segue pelo *slow*, que apresenta período refratário mais curto. Então o estímulo entra no *fast* e, de forma retrógrada, para os átrios onde P' fica no ponto J ou dentro do QRS.

Circuito *fast-slow*

É menos frequente e os episódios tendem a ser incessantes e não paroxísticos.

Casos especiais de reentrada que possuem caminhos com velocidades semelhantes:

- *Fast-fast.*
- *Slow-slow.*

Reentrada de taquicardia envolvendo NAV e feixes anômalos, como o feixe de Kent, Coumell e Mahaim

Na condução do estímulo através dos circuitos especiais, os feixes anômalos e NAV conduzem de forma anterógrada por ambos sem surgir arritmias.

Na condução do estímulo através dos circuitos especiais *fast-fast* e *slow-slow* no átrio ventricular, conduzem de forma normal, sem surgir arritmias. No entanto, se o estímulo após passar pelo NAV de forma lenta desenvolver velocidade muito rápida, especialmente se o período for longo, o estímulo pode reentrar nessas zonas *fast-fast* e/ou *slow-slow*, usando os dois braços do circuito do NAV, e surgirão arritmias de alta morbidade clínica.

TORSADES DE POINTES (TDP)

É causada por atividade trigada – recentes trabalhos mostram que pode ser induzida por meio de rotor, o qual produz onda espiral de modo repetitivo.

O ECG pode ser relacionado à rotação anti-horária em torno do grande eixo ao longo da cavidade ventricular.

Foi demonstrado que a dispersão e repolarização induz a ocorrência da *torsades de pointes*. Isso é evidente em vários tipos SQTL.

Torsades de pointes frequentemente pode preceder a fibrilação ventricular.

Episódios de *torsades de pointes* podem ser trigados pelas bradiarritmias.

ECG de *torsades de pointes* ocorre com duração variável de alguns episódios e outros longos com frequência > 100 ppm, QRS polimórfico com mudanças de polaridades do QRS.

ECG basal apresenta QTL. O primeiro QRS da TdP tem um intervalo de acoplamento longo.

A extrassístole gatilho cai perto do pico da onda T.

Os mais importantes sinais de ECG são:

- QT > 500 ms.
- Visível alternância de polaridade da onda T.
- Bradiarritmias.

Todos esses sinais induzem *torsades de pointes* em virtude da predisposição genética, em especial a presença de distúrbios iônicos e o uso de algumas drogas.

BREVES COMENTÁRIOS SOBRE TAQUICARDIA VENTRICULAR (TV)

Pode ser sustentada quando dura mais que 30 segundos e não sustentada quando dura menos que 30 segundos.

Monomórficas ou polimórficas

Algumas vezes a TV pode apresentar no seu início certos polimorfismos, sendo consideradas incessantes quando QRS ectópicos são mais frequentes do que os complexos sinusais.

Todas as TV, exceto aquelas originadas nos fascículose da parte superior do septo, são QRS largos.

TV monomórficas sustentadas

Podem se originar na rede de Purkinje ou em qualquer área do miocárdico e duram mais que 30 segundos; além disso, muitas TV são trigadas por extrassístoles.

TV parassistólicas são mais raras e em geral ocorrem com frequências lentas não sustentadas, com foco do tipo automático protegido, explicando o intervalo de acoplamento variável.

Quando a TV ocorre na fase aguda do IAM, pode ser trigada por combinações de fatores:

- Zona de fibrose.
- Aumento da atividade automática.
- Distúrbio do sistema nervoso.

A dispersão da repolarização com bloqueio unidirecional do estímulo facilita a reentrada.

Fatores genéticos com relação às correntes elétricas do Ito fase 1 PAT - saída rápida K^+ em diferentes partes do coração ocorrem mais no ventrículo direito, predominante no sexo masculino.

Algumas TV, particularmente coração dilatado, são produzidas por reentrada nos ramos direito e ramo esquerdo do sistema de condução em torno de 5% das TV.

A TV ramo-ramo é iniciada por extrassístole, que sobe pelo ramo esquerdo, desce pelo ramo direito e mostra típica morfologia BCRE.

A TV na displasia ventricular direita está relacionada a mudanças de tecido normais por tecido adiposo e triga desenvolvimento TV reentrante VD com morfologia BCRE. Os focos são encontrados na base VD lateral e/ou apical. A dispersão heterogênea da repolarização intramural ou os aspectos morfológicos, TV com morfologia BCRD, morfologia polimórfica induzida por exercícios podem responder ao tratamento por meio de betabloqueadores, podendo ser necessário o uso de CDI.

Morfologias QRS das taquicardias ventriculares

Dependem do sítio de origem, da presença ou não de doença estrutural e da frequência desenvolvida, assim como das transições desenvolvidas, tanto precoces como intermediárias ou tardias. As polaridades são positivas, crescentes e decrescentes, precoces ou tardias, ou mudanças abruptas. Os padrões morfológicos são habitualmente semelhantes ao BCRD e BCRE.

TV em paciente com doença estrutural

Usualmente duração QRS > 0,16 s entalhe, início QRS mais lento que os últimos momentos.

Ondas T simétricas

TV surgidas no septo são de QRS mais estreitos.

As TV também podem ser condicionadas por diferentes fatores, como necrose, distúrbios iônicos, cardiomegalia, fatores genéticos, etiologias variadas com uso de drogas antiarrítmicas. Procurar sempre diferenciar os sítios endocárdicos dos sítios subepicárdicos, os quais mostram morfologia tipo pseudo WPW.

A abordagem do diagnóstico diferencial se dá entre TV *versus* SVT com aberrância. Os algorítmicos usados de mais prestígio, de maior sensibilidade e especificidade, são os estudados por Brugada e Vereckei.

O algoritmo de Brugada de alta especificidade, 95% e sensibilidade, 95% usa o seguinte passo a passo:

A. Quando não há RS de VI a V6 – TV.
B. Quando há RS VI-V6 mede-se o intervalo RS > 100, em qualquer derivação precordial faz-se diagnóstico TV.
C. Busca dissociação A-V baixa sensibilidade e 100% especificidade para TV.
D. Critérios morfológicos em VI-V6.

A ausência de RS tem uma sensibilidade de 28% com especificidade de 98%, a segunda passagem do intervalo RS maior que 100 ms em uma ou mais precordiais possui sensibilidade de 52%, e especificidade de 97%. A dissociação AV é do terceiro critério de Brugada, com apenas 20% de sensibilidade e 100% de especificidade. Os critérios morfológicos para TV atingem sensibilidade de 98% e especificidade de 96%. Para os critérios de taquicardia com aberrância tem sensibilidade de 96% e especificidade de 96%.

Critérios para diagnóstico de taquicardia com aberrância de condução

- Se há atividade atrial inicial com captura AV sugere fortemente aberrância.
- Morfologia trifásica padrão do ramo direito rSR' e V6 qRS descrita por Marriot como positiva para aberrância.
- A aberrância com padrão BCRE é suspeita, usando os critérios morfológicos em V1, com deflexão intrínseca dos primeiros 70 ms, entre o início e o nadir do QRS menor que 70 ms, sem entalhes na sua descida, o ÂQRS encontra-se entre -30° e -60°.
- ÂQRS não é usualmente muito desviado – aberrância.

As mais importantes características do ECG nas TV em corações com doenças estruturais

- Padrão QRS de duração igual ou maior que - 0,16 segundos – com entalhes no QRS.
- O início do QRS tem duração maior que 40 ms.
- Ondas T simétricas.
- Concordâncias de polaridades de V1 a V6 positivas ou negativas.
- Os aspectos morfológicos do QR usual serem vistos nos pós-IAM.
- O pico do QRS em D2 da base ao ápice com deflexão maior que 50 ms. Para o autor.
- TV com sítio de origem apical usual mostrar QRS padrão negativo polaridades de VI a V6.
- TV com sítio basal têm polaridades positivas nas precordiais.

3 Comentários importantes em eletrocardiografia **225**

- As taquicardias surgidas no VD possuem padrão BCRE com ÂQRS inferior ou superior.
- As taquicardias da TV maior que 90° são as chamadas taquicardias idiopáticas, principalmente as taquicardias com sítio subvalvar pulmonar, que são as mais comuns, em torno de 90%, as descritas taquicardias de Gallavardin, com transição do QRS além de V3.
- Taquicardias ventriculares em geral originam-se nas áreas subendocárdicas em torno de 95% dos casos.

As TV de origem subepicárdica se apresentam com ÂQRS inferior de aspecto WPW com pseudo-onda delta maior ou igual a 75 ms e presença de onda Q D1, esses são os critérios para TV subepicárdica. A sensibilidade é de 96% e a especificidade de 93%. Têm como principais causas a doença de Chagas e IAM com as seguintes características:

- Deflexão intrinsecoide maior que 85 ms.
- Distância do início do pico R do QRS para o nadir onda S maior que 120 ms.

A presença de capturas e fusão QRS associadas a QRS largo sugere fortemente TV.

Há relação entre as ondas P-QRS em 60% dos casos. Nos 40% restantes dos casos pode ser observada condução retrógrada variada.

- QRS largo > 140 ms no modelo BCRD e 160 ms no modelo BCRE.
- Presença de morfologias que são incompatíveis com bloqueio de ramo, todos QRS positivos V1 a V6 ou todos QRS negativos de V1 a V6.

O algoritmo Brugada não é útil para TV ramo-ramo, TV fasciculares e taquicardia antidrômica.

Seguir o algoritmo de Steurer nas taquicardias antidrômicas pelo feixe de Kent tem bastante especificidade.

Um novo algoritmo realizado por Vereckei

Baseado nos padrões dos complexos QRS na derivação AVR.

- Presença de onda R em AVR, o qual será fácil e rápido para ser identificado.
- Medir a duração do r maior ou igual a 40 ms.

- Entalhe na porção inicial descendente do QRS predominantemente negativo.
- O uso da relação entre velocidade inicial da ativação ventricular em relação à velocidade de ativação ventricular terminal. São feitas as marcações do complexo QRS, no começo e término dos primeiros 40 ms e nos últimos 40 ms. Mede-se verticalmente em mV a distância entre o começo e os primeiros 40 ms e entre os últimos 40 ms até o final do QRS. Se a relação entre Vi/Vt for igual ou menor do que 1, o diagnóstico é TV, caso contrário, será aberrância.

O algoritmo entre TV *vs.* antidrômica

Steurer descreveu o objetivo de discriminar entre uma TV e uma taquicardia ventricular pré-excitada chamada antidrômica, na qual os estímulos atriais chegam aos ventrículos e reentram no NAV até os átrios, fechando a reentrada. Foram elaboradas três passagens para o diagnóstico:

- QRS predominantemente negativo de V4 a V6 sugere TV.
- Presença de QR de V2 a V6 sugere TV.
- A relação A-V dissociado 100% TV. Se a relação A-V é não provável, pode-se aventar taquicardia antidrômica.

BREVES COMENTÁRIOS SOBRE CANALOPATIAS CARDÍACAS

Doenças relacionadas aos canais iônicos de K^+, CA^{++}, CI, NA^+, das quais estes são responsáveis em diferentes fases dos potenciais de ação.

A entrada e a saída de íons alterada pode levar a arritmias complexas.

As canalopatias apresentam características genotípicas e fenotípicas, tanto do ponto de vista clínico como de suas apresentações à luz do ECG.

As alterações genéticas das proteínas que regulam os fluxos iônicos através da membrana celular.

- Síndrome de QT longo (SQTL).
- Síndrome de QT curto.
- Taquicardia ventricular polimórfica catecolaminérgica.

Atualmente, já existe comprovação genética de 13 formas diferentes de SQTL, com mutações em determinados genes de cromossomos diferentes.

Os sintomas se devem à forma da taquicardia polimórfica, chamada de *torsades de pointes*.

As circunstâncias dos gatilhos são específicas para cada forma genética da SQTL:

- Ruídos.
- Estresse físico.
- Estado vagotônico – dormindo.
- Estado adrenérgico.
- Natação.
- Emocional.

O intervalo QT

Soma dos tempos de despolarização QRS e da repolarização de onda T. A probabilidade SQTL pode ser avaliada por meio de um escore realizado pelo professor Schwartz.

Pontuação escore de Schwartz

- QTc > 48 ms – 3 pontos.
- 460-470 ms – 2 pontos.
- Microalternância elétrica – 1 ponto.
- Síncope por estresse – 2 pontos.

BREVES COMENTÁRIOS SOBRE TAQUICARDIA VENTRICULAR POLIMÓRFICA CATECOLAMINÉRGICA

Condição familiar autossômica dominante encontrada em criança sem QT longo ou doença estrutural do coração. Os pacientes afetados apresentam ECG de repouso normal e imagens sem alterações importantes. As arritmias ocorrem durante a infância e adolescência, e a síncope é a apresentação inicial na maioria dos casos, é uma forma autossômica da doença e o gene é responsável pela liberação do cálcio do retículo sarcoplasmático para o citoplasma. Portanto, a sobrecarga intracelular do cálcio leva à atividade elétrica deflagrada, que explica o mecanismo da arritmia. Sempre é iniciada por TV bidirecional.

Após esse momento, pode ocorrer a TV polimórfica, como resultado do rotor que inicia ondas instáveis de morfologia variável. A manifestação clínica inicial é o exercício ou fortes emoções.

BREVES COMENTÁRIOS SOBRE TAQUICARDIA JUNCIONAL AUTOMÁTICA OU ATIVIDADE TRIGADA

É uma arritmia rara, sua frequência varia entre 100-200 bpm, em geral surge de modo paroxístico, em raros casos esta taquicardia é incessante. As causas comuns são IAM – desordens de íons encontradas em adultos e crianças. Os tipos não paroxísticos com dissociação A-V são vistos em casos de intoxicação digitálica.

Ritmo rápido > 150 bpm. O ritmo atrial pode ser:

- Sinusal.
- Ritmo ectópico atrial.
- Fibrilação atrial.
- *Flutter*.

A condução para os ventrículos em geral é fixa 1:1, tanto para os ventrículos como para os átrios, a condução para os átrios usual é mais lenta do que anterógrada, daí a onda P^1 encontrar-se após QRS.

A taquicardia que pode se apresentar ocorre em frequências crescentes (*warming-up*) e término lento (*cooling-down*). Pode surgir taquicardia bidirecional com aberrância BCRD + BDAS, alternando com BCRD + BDPI. Quando a frequência encontra-se em 50-60 bpm e 70 bpm considera-se ritmo juncional acelerado, que pode estar ligado à intoxicação digitálica. A depressão do NO sinusal é observada no ECG P^1 negativo DII, DIII, aVF em virtude da condução retrógrada rápida e ocasionalmente há uma competição com o ritmo sinusal, originando ondas P^1 de fusão.

BREVES COMENTÁRIOS SOBRE REPOLARIZAÇÃO PRECOCE (RP)

É o padrão da RP com elevação do ponto J-ST presente em duas derivações contíguas. ST eleva-se > 2 ms, a convexidade inferior é seguido de onda T ampla positiva concordante QRS nas derivações PH de V2-Y3 ou V4-V6 – DII DIII AVF, no ponto J-ST entalhe típica.

É considerada um sinal benigno em jovens de sexo masculino atletas. A literatura, principalmente nos trabalhos de Antzelevitch e Haissaguerre, modificou os conceitos acerca dos prognósticos. Sabe-se que a maioria das RP em jovens atletas é de fato benigna. Os padrões RP precordiais V2 e V3 são considerados comuns e benignos em atletas do sexo masculino. Os padrões RP nas paredes inferolaterais (D1 aVL V5 V6) estão associados ao poder para arritmias malignas. Surgiram novos fatos comprobatórios de que as RP presentes associadas a ST retificados têm grande malignidade. A prevalência de RP na população geral é de 1-4%.

Onda J padrão Haissaguerre

Jovens do sexo masculino sem cardiopatia estrutural ECG e elevação ST, parede lateral inferior ou ambos, quando o segmento ST é retificado ou descendente terá pior prognóstico. Um aumento importante transitório da amplitude da onda J precede o início de arritmias malignas. Onda J de amplitude aumentada registrada em múltiplas derivações mostra prevalência significativa em fibrilação ventricular.

A presença de RP em derivações inferiores com ST > 2 mm aumenta significativamente a causa de morte súbita.

Os mecanismos iônicos para a onda J e elevação do segmento ST, associados a arritmias da síndrome da onda J, foram baseados em gradientes elétricos entre epicárdio e endocárdio ventriculares nas fases 1 e 2 do potencial de ação. No epicárdio ventricular, na fase 1 do potencial de ação, as arritmias são mediadas pelo ito do potássio (corrente de potássio). Se o ito for de grande intensidade, ocorrendo mais nos homens e no ventrículo direito, elevam o segmento ST, levando à reentrada na fase dois, o que explica as arritmias da síndrome de Brugada e a fibrilação ventricular idiopática.

BREVES COMENTÁRIOS SOBRE PRÉ-EXCITAÇÃO

A pré-excitação ocorre quando o coração é ativado mais precocemente do que o esperado.

Tipos de pré-excitação

- Wolff-Parkinson-White (WPW): são fibras que ligam os átrios aos ventrículos, são as fibras de Kent.
- Fibras de Mahaim: estabelecem conexões complexas, atrioventricular, átrio--His-NAV fasciculares e fascículo ventricular direito.
- Fibras de Lown-Ganong-Levine: por um trato James conecta átrios His com PR curto no ECG.

Os feixes de Kent

Esses feixes cruzam os anéis mitral-tricúspide perpendicularmente, tanto pelas paredes quanto pelo septo. Em geral só com feixe > 90% dos casos. Mas, ocasionalmente, múltiplos feixes, os quais têm em geral a condução rápida anterógrada e retrógrada 80% dos casos, e 20% da condução dos feixes de Kent só acontecem de modo retrógrado, em que não há onda delta, são as chamadas vias acessórias ocultas. Esses feixes formam um circuito no sistema de condução que constitui um substrato de arritmias reentrantes.

ECG das pré-excitações

WPW consiste de PR curto, onda delta, QRS largo. PR curto porque o estímulo alcança os ventrículos mais precocemente do que o sistema especializado. A presença de QRS anormal é o resultado da ativação ventricular pelo feixe de Kent, isso acarreta ativação precoce dos ventrículos nas zonas epicárdicas, que são pobres em fibras de Purkinje, surge então uma onda delta no ECG, o QRS restante do miocárdio é ativado normalmente. O grau de anormalidade do complexo QRS dependerá da soma do miocárdio que se despolariza pelo feixe de Kent.

ARRITMIAS DAS VIAS ACESSÓRIAS

WPW – feixe de Kent ECG

- As características do ECG são a presença de PR curto e QRS prolongado em virtude de empastamento inicial, representando a onda delta seguida de alterações secundárias do segmento ST onda T. O ECG WPW durante o ritmo sinusal permite a localização de feixes anômalos nas regiões do anel mitral e tricúspide, tanto lateral como posterosseptal e mediosseptal. A análise da onda delta tem implicações importantes na decisão terapêutica da ablação. As vias acessórias distantes do nó sinusal, como a via lateral esquerda, tem pequena onda delta, nas vias mais próximas acontece o contrário, a identificação do sítio ventricular mais precoce, isto é, os 20 ms do vetor inicial pode ser medido no ECG. As vias acessórias com inserção na válvula mitral produzem no PH QRS positivo de V1 V2; as de localizações lateral do VE são as mais comuns, produzindo onda delta e QRS positivo nas derivações D2 D3 aVF e negativas na derivação D1 e AVL. As de localizações posterosseptais nas derivações D2 D3 aVF negativas e positiva em AVL e D1. As de localizações anterosseptais na valva mitral são raras em face de fibrose entre a valva mitral e a valva aorta. As vias acessórias localizadas em torno do anel tricúspide também têm localizações identificadas pelo ECG, as quais produzem modelos de BCRE; e nas situações anteriores, anterosseptal, parede lateral do VD e posterosseptal, as ondas deltas têm uma variação angular entre mais 90° e menos 90°. A maioria dos feixes de Kent, em torno de 90%, é única. Os sinais de feixes múltiplos são encontrados em torno de 5-10%, as suspeitas são feitas por arritmias malignas, síncope e, às vezes, morte súbita. O ECG tem ritmo sinusal com o QrS ou qRS em V1, mudança de polaridade das ondas delta, mudança de taquicardia orto-drômica para antidrômica, mudança das polaridades da onda P' durante a taquicardia ortodrômica, alternância de PR curto e PR longo. É bom ter em mente, na modulação da onda delta intermitente, hora sinusal sem delta e com delta. O mecanismo realizado pelas arritmias pré-excitadas é a reentra-da em que o sistema comum ramos de NAV e os feixes anômalos formam um circuito de alto poder arritmogênico, a grande maioria segue pelas vias normais de condução e retorna pelas vias acessórias, são as chamadas ta-quicardias ortodrômicas, ECG - Frequência 1v0 -200 bpm QRS estreito, as ondas P[1] podem se situar ST-T- ou pós-onda T.

Os feixes de James, os quais foram definidos por Lown-Ganong-Levine.

- ECG LGL-PR curto – ausência de onda delta produz taquiarritmias com QRS estreitos com frequência entre 150-200 bpm.
- As fibras de Mahaim têm comportamento eletrofisiológico igual ao NAV de condução decremental.

A condução das fibras de Mahaim é sempre de forma anterógrada. As taqui-cardias são antidrômicas com aspectos morfológicos de BCRE. O substrato das fibras de Mahaim sempre se realiza de forma anterógrada, tipo antidrômicas, com aspectos morfológicos BCRE. Durante o ritmo sinusal o PR é normal, inexiste onda delta. A sua estrutura anatômica tem propriedade semelhante ao NAV de condução lenta e tipo decremento, podem surgir do próprio NAV, feixe de His, ramo direito e, principalmente, no átrio direito com implantações variáveis próximas à tricúspide ou na ponta do ventrículo direito.

Feixe Coumell

As fibras do feixe de Coumell se comportam de modo semelhante ao NAV com característica de condução decremental em virtude da condução lenta. O circuito reentrante é dotado de condições ideais para tornar a taquicardia incessante. Foi determinado que a ativação retrógrada durante o mapeamento colhido encontra-se ao nível do óstio do seio coronariano, e as taquicardias tendem a ser incessantes, ocorrendo 80% nas 24 horas, produzindo durante a taquicardia P'R < R'P. A condução se dá de forma retrógrada, produzindo P' negativas bizarras e profundas na parede inferior e em V3 V4 V5 V6. Durante o ritmo sinusal não há onda delta. Às vezes existe uma marcante alternância elétrica do QRS durante a taquicardia reciprocante. As taquicardias incessantes produzidas pelo feixe de Coumell levam à taquicardiomiopatia com alta prevalência de morbidade e mortalidade na idade infantil, caso não seja realizada ablação que atinge sucessos muito altos.

- As ondas P[1] sempre são encontradas após a onda T.
- As cardiopatias congênitas que mais se associam com WPW:
  - CIA;
  - CIV;
  - miocardiopatia hipertrófica;
  - anomalia de Ebstein 25% casos.

BREVES COMENTÁRIOS SOBRE TAQUIARRITMIAS SUPRAVENTRICULARES

Taquicardia sinusal

A taquicardia sinusal é uma arritmia muito frequente. Na maioria das vezes ocorre em razão da exacerbação da atividade adrenérgica, hipóxia, estados infecciosos, ICC, IAM ou uso de medicações simpáticas miméticas. O mecanismo envolvido se dá pelo automatismo, sendo considerada quando a frequência é acima de 100 bpm.

Ocasionalmente, na postura de ortostatismo, uma exagerada taquicardia surgida nessa posição pode ser devida a alterações do sistema nervoso autônomo, em um número limitado, casos sem uma causa evidente, os quais são causados por um inapropriado aumento do automatismo sinusal. As mulheres são mais atingidas que os homens, sempre é preservada a polaridade sinusal, polaridade positiva em D2 D3 aVF. Se a onda P cair no período refratário do NAV conduz com um PR largo, frequentemente se observa que os segmentos PR e ST são partes de uma circunferência, o segmento PR desce e o segmento ST ascende.

ECG de taquicardia sinusal

O aumento acontece progressivamente (*warming-up*), com taxa de frequência que pode variar de 100 ppm a 180 ppm e, algumas vezes, pode atingir até 200 ppm. Na maioria das vezes persiste por algum tempo, raramente apresenta retardo AV. As características eletrocardiográficas são presença de onda P positiva D1 D2 aVF, e D3 pode ser positiva negativa, AVR também totalmente negativa, na derivação V1 a onda P é positiva ou positiva negativa. Quase sempre a relação P-QRS < QRS-P.

Quando a taquicardia já está iniciada é difícil diferenciar a taquicardia sinusal fisiológica de:

- Taquicardia inapropriada.
- Taquicardia sinoatrial reentrante.
- Taquicardia focal na parte superior da crista terminal.

Taquicardia sinusal inapropriada

O automatismo sinusal inapropriado é caracterizado por uma persistência de taquicardia acima de 100 bpm durante noite e dia, e os seus mecanismos são completamente desconhecidos. Há informação de que haja perda na modulação autônoma do nó sinusal, sem qualquer evidência de causa estrutural. Em geral são pacientes assintomáticos ou que, então, podem relatar palpitações; as mulheres são mais afetadas que os homens. Tem sido postulada a perda da modulação autônoma do nó sinusal.

Em geral essas taquicardias ocorrem de modo paroxístico, com frequências entre 150 bpm e 180 bpm, e as ondas P costumam ser apiculadas e preservam a polaridade sinusal, podendo haver um PR longo, resultando em PR > RP, as quais estão caindo dentro da onda T. É muito difícil diferenciar, à luz do ECG, uma vez iniciada a taquicardia sinusal entre:

- Taquicardia sinusal fisiológica.
- Taquicardia sinusal inapropriada.
- Taquicardia atrial focal microrreentrante.
- Taquicardia sinoatrial reentrante na parte superior da crista terminal, chamada origem parassinusal.

Taquicardia atrial

Em geral, a onda P^1 que inicia a taquicardia e a subsequente onda P^1 têm a mesma morfologia. ECG basal – a ativação atrial pode ser de origem focal automática, micro ou macrorreentrada. As taquicardias surgidas na parte superior do átrio direito, na sua grande maioria, estão na região da crista terminal, as P' são semelhantes às P sinusais, as quais se apresentam de modo paroxístico ou incessante; neste caso podem levar à falha miocárdica e serem mal toleradas. As frequências podem atingir até 200 bpm. São aspectos morfológicos da P' da taquicardia atrial focal, na maioria das vezes, a P'estreita, embora algumas vezes possa ser larga, a voltagem usualmente também baixa e a P'R < RP'. Se a P' é - ou PS+/- em V1 sugere sítio atrial direito. Se a P' é + ou P' -/+ em V1 sugere foco

atrial esquerdo com 100% de sensibilidade, ficando mais evidente quando a P' é
+ em D2 D3 aVF. Quando o foco está localizado na região superior da crista terminal, a P' é semelhante à morfologia e voltagem da P sinusal, a sua incidência na
região do átrio direito é em torno de 30% das taquicardias atriais. Se o foco é localizado na região do átrio esquerdo inferior, a P' é negativa D2 D3 aVF, tornando difícil diferenciar das taquicardias nodais, isso porque a condução retrógrada
realizada pelo NAV é mais rápida que a condução anterógrada. As taquicardias
septais e atriais sempre se apresentam com P' muito estreita de pequena voltagem
em virtude da resultante vetorial entre o átrio esquerdo e direito ser reduzida.

Taquicardia atrial vs. condução AV

Frequentemente essa condução é de 1/1. Quando a taxa de frequência é
muito elevada nos átrios, podem surgir graus variados de condução 2/1, 3/1, e
o P'R usualmente < RP'. O QRS de resposta das taquicardias atriais paroxísticas
em geral é igual ao QRS basal. Ocasionalmente pode surgir condução aberrante e, mais raramente, aberrante alternante, com QRS bidirecional em torno
de 180°. O complexo QRS em geral é igual ao QRS do ritmo basal, contudo é
ocasionalmente largo em virtude da condução ventricular aberrante ou, mais
raramente, a condução alternante com QRS variando 180°, as quais são desig-
nadas de taquicardia supraventricular bidirecional. Diferentes graus de retardo
do NAV podem estar presentes, 2:1 3:1 4:1, situações que são características
nas intoxicações digitálicas. Algumas vezes a condução AV pode ter condução
tipo Wenckebach ou mesmo taquicardia atrial com BAV total.

Paroxística ou incessante

Os mecanismos envolvidos, automático reentrante ou atividade trigada,
podem ser elucidados observando os modos como iniciam e terminam:

- Se a frequência é progressiva e seguindo desaceleração.
- Iniciada em razão de extrassístole, microrreentrada ou atividade trigada.
- Apresentação clínica, forma paroxística, microrreentrada, atividade trigada incessante, automática. Os aspectos morfológicos da macrorreentrada
  da onda F, usando esse circuito de modo horário e anti-horário, usam os
  circuitos que seguem pela parede anterolateral do átrio direito, em seguida
  passam no istmo cavo tricúspide e completam pelo septo inferoatrial. O
  ECG mostra ondas negativas em D2 D3 aVF e em V1 inexiste uma linha de
  base entre as ondas F, a taxa de frequência está entre 240 bpm a 300 bpm, a
  condução AV é variável, ocorrem na maioria das vezes 2/1 e, habitualmen-

te, em números pares quando a condução ocorre de 1/1, na maioria das vezes em crianças, ou pelos estados adrenérgicos ou uso de propafenona. Nessa situação de condução de *flutter*, que é de 1/1, seu diagnóstico não é tão simples. O QRS costuma ser o mesmo em ritmo sinusal, mas a condução aberrante não é incomum. No caso de *flutter* atrial reverso, as de flutter são positivas em D2 D3 e aVF, e negativas em V1.

Flutter típico

O *flutter* é um ritmo de cadência regular organizado rápido, com frequência que varia entre 240 bpm a 300 bpm, explicado pela macrorreentrada no átrio direito na sua grande maioria, não tem linha de base, o circuito usa istmo cavo tricúspide e setores da crista terminal. Nas ondas F do *flutter* os seus aspectos morfológicos variam de típica, em serrote com derivações negativas em D2 D3 aVF; e positiva, em que em V1 a estimulação segue uma rotação anti-horária, desce pela parede lateral do átrio direito e sobe pelo septo interatrial e a região posterior. Sua condução é lenta no átrio direito inferior e em obstáculos na crista terminal superior, isso faz do átrio direito uma estrutura ideal para o fenômeno reentrante.

Flutter reverso

O *flutter* reverso usa o mesmo circuito do átrio direito, seguindo o movimento com rotação horária, subindo pela parede lateral do átrio direito e descendo através do septo e parede posterior. O circuito é o mesmo, só que a rotação é inversa. No ECG se caracteriza por onda F positiva em D2 D3 e aVF, e negativa em V1.

Flutter atípico

Usualmente as ondas F são estreitas e positivas em D2 D3 e aVF, com frequência acima de 280 bpm e têm o aspecto morfológico ondulatório, estão relacionadas sempre ao átrio esquerdo, nos seguintes modos de apresentação:

- Paroxística.
- Persistente.
- Permanente.
- Fibrilo-*flutter*.

Morfologias de onda P

A morfologia da onda P explica o sítio da taquicardia, tanto para as paroxísticas como as incessantes. Nas taquicardias iniciadas e mantidas na mesma área atrial, a onda P, vista no primeiro complexo, não varia no restante.

Nas taquicardias automáticas, as ondas P são caracteristicamente estreitas, embora algumas vezes possam ser largas e de baixa voltagem. $RP^1 > P^1R$: se P^1 ectópica é bem visível, será possível determinar a origem do foco.

- P negativa VI sugere que a taquicardia no átrio direito com 100% de especificidade.
- Se P^1+ ou -/+ VI = sugere sítio AE com 100% de sensibilidade e será monomórfica e positiva D2 D3 aVF.
- Quando o foco é localizado na região superior da crista terminal, a P^1 tem morfologia igual a P sinusal.
- P^1 negativa DI – aVL indica a origem AE.
- Se o foco localiza-se na região atrial inferior, a P^1 será negativa DII DIII aVF.
- Nas taquicardias juncionais, as mais raras são aquelas cuja condução do impulso elétrico para os átrios será representada por uma onda P' negativa nas derivações D2, D3 e AVF precedendo ao QRS, indicando que a velocidade de condução elétrica retrógrada é mais rápida que a anterógrada para os ventrículos.
- Nas taquicardias septais dos átrios as ondas P^1 são muito estreitas.

Condução A-V nas taquicardias atriais:

- Condução AV 1:1 frequente.
- Quando a frequência é muito alta vários graus de BAV podem ser vistos.
- $P^1R < RP^1$ usualmente.
- Alguns casos de $P^1R > RP^1$ podem ser vistos.

Taquicardia reentrante juncional

As taquicardias podem ser:

- *Slow-fast* – as mais frequentes são paroxísticas.
- *Fast-slow* – incessantes ou permanentes, menos frequentes.
- *Slow-slow*.

3 Comentários importantes em eletrocardiografia   237

Há evidências de que as estruturas *fast-slow* não são expressões de dissociação longitudinal fisiológica do NAV.

Sabe-se agora que o circuito envolvido compreende mais do que apenas NAV.

Taquicardia paroxística juncional reentrante

São de apresentações paroxísticas, e os tipos característicos de *slow-fast* de maior incidência do que *fast-slow*. Há evidência de que os feixes *fast*-beta e *slow-alpha* compreendem diferentes estruturas anatômicas. A expressão dissociação longitudinal nodal está em desuso para explicar a reentrada. As taquicardias nodais são iniciadas quando há um bloqueio do estímulo sinusal ou atrial anterógrado no fast. Essa taquicardia *slow-fast* possui um longo intervalo átrio His, o *fast* é usado para reentrar nos átrios e formar um circuito com o feixe alpha para os ventrículos. Em geral, nos indivíduos com taquicardia nodal paroxística não há doença estrutural cardíaca. Caracteristicamente apresentam-se de modo abrupto com frequência maior que 150 bpm, podendo variar em duração de segundos ou horas, no caso de longa duração são acompanhadas por poliúria por distensão atrial. Em face à contração simultânea atrial ventricular, ocorrem pulsações venosas no pescoço chamadas sinal do sapo. As taquicardias juncionais são mais frequentes no sexo feminino do que no masculino. O ECG basal usualmente é normal, porém, algumas vezes, o ritmo é bigeminado com alternância do PR longo e curto, que é devido às características dos feixes alpha e beta. Em 40% dos casos surgem alterações secundárias com infra do segmento ST. Durante a taquicardia a onda P' encontra-se dentro do QRS em 60% ou a onda P' aparece no ponto J em 30 a 40%, neste caso, a P' de V1 nota-se r' representa P' ou S D2 D3 aVF e pequeno entalhe em aVL, todas essas mudanças têm sensibilidade e especificidade em torno de 95%.

- Circuito tipo *slow-fast*.
- ECG – usual bigeminado com alternância de intervalo PR com o mesmo QRS para cada onda P.
- Durante taquicardia a frequência encontra-se em 130 bpm-200 bpm.

ECG na doença coronariana aguda e crônica

Alterações primárias do segmento ST. O supra ou infra desnivelamento ST na modificação do contorno do segmento ST significa agravamento da isquemia miocárdica. O vetor representativo da injúria ou corrente de lesão sai do tecido saudável, o qual se encontra com mais carga elétrica negativa e se dirige para o tecido da injúria que está com mais carga externa positiva.

Ao surgir uma obstrução coronariana dentro de horas, ocorre o supra do segmento ST. Podemos dizer que existe evidência de sofrimento miocárdico, nota-se nas alterações evolutivas que a voltagem da amplitude de R diminui, surgindo onda Q anormal em duração e voltagem relativa à amplitude da onda R. Ocorre inversão da onda T e persiste elevação do segmento ST, no entanto, menos pronunciada. Após alguns dias o segmento ST normaliza e, persistindo a redução da onda R e onda Q, surgem então ondas T de polaridade negativa profunda e simétrica nesse estágio.

As alterações morfológicas do segmento ST e seus aspectos morfológicos apresentam-se: convexo, côncavo superior, retilíneo horizontal, retilíneo ascendente, ou numa situação de maior gravidade, tornando-se de aspecto parabólico, criando um gradiente de voltagem significativo entre o epicárdio e o endocárdio de grande poder arritmogênico. Se o supra de ST encontra-se com ondas T simétricas pontiagudas e negativas, o ST pode ser tanto convexo como côncavo. Quanto ao grau de deslocamento de ST, dependerá de artérias suprindo a mesma região da artéria ocluída e terá o efeito atenuado no grau de deslocamento ST. Os segmentos ST convexos tendem a produzir voltagem reduzida do ST, se for côncavo funde-se com as ondas T negativas. Quando é convexo o ST e a onda T positiva, o ST supra pode se apresentar assimétrico no caso do ST retificado ascendente com onda T positiva, tratando-se da fase hiperaguda do IAM.

Causas de supra do segmento ST

- Pericardite.
- Embolia pulmonar.
- Hipotermia.
- Síndrome de Brugada.
- Síndrome da elevação da onda J.
- Síndrome de angina de Prinzmetal – caracterizada por anginas do peito episódicas, associadas ao supra do segmento ST transitório e, após o episódio anginoso, o segmento ST retorna à linha de base, sem ondas Q e onda T negativa. Os pacientes são jovens e o mecanismo deve-se ao espasmo focal da artéria coronária epicárdica aparentemente normal ao cateterismo.

IAM sítio anatômico da artéria culpada pelo ECG

IAM anterior: a descendente anterior esquerda é identificada pelo supra do segmento ST nas derivações de V2 a V6. Temos que considerar as subdivisões do IAM anterior:

- Septal ST supra em V1, V2.
- Anterosseptal supra de V1, V4.
- Anterolateral supra de V2, V4, D1 e aVL.
- Anterior extenso supra D1, aVL, V1 a V6.

Em uma análise mais sofisticada procurar analisar o ângulo da projeção do vetor de injúria do segmento ST de maior impacto no PF, os que reforçam com o sítio anatômico da oclusão da DA. O supradesnivelamento de D1 e aVL associado ao mesmo fenômeno elétrico ST supra de V2 a V6 sugere oclusão no nível do território na primeira diagonal.

IAM anterior distal à primeira diagonal

Nota-se que o vetor representativo da injúria encontra supra em V4 V5 > V6. As imagens virtuais produzidas no plano frontal ST supra encontram-se projetadas entre +30° e 60° com ST de D2 > ST aVF e D. Nota-se que em aVL há segmento ST retificado, reforçando que há um perpendicularismo de projeção com derivação D2.

Na maioria dos pacientes com IAM anterior não há supra em V1, em face de que o septo alto tem dupla irrigação, artéria do cone da CD e DA, as quais atenuam o efeito de supra em V1.

Supra do segmento em AVR

AVR é a única derivação que capta alteração isquêmica miocárdica, diretamente intracavitária, pode revelar ST supra por obstruções proximal à primeira septal da DA. A subobstrução do tronco da coronária foi descrita magistralmente por Wellens, que mostrou que o ST representativo da injúria endocárdica dirige-se do ápice para a base com sua projeção no PF em -150° no sentido anti-horário, no qual encontra-se o aVR que capta de modo paralelo o vetor da injúria intracavitária. É característico que na suboclusão do tronco haja em torno de oito derivações infra do segmento ST e supra de aVR maior que o supra de V1.

Em torno de 2% das lesões proximais da DA se apresentam com onda T alta, simétrica, de polaridade positiva de V1 a V6, e o ST de aVR > V1, são as chamadas ondas T de Winter.

Infarto agudo do miocárdio inferior e do VD

Oclusão da CD usualmente encontra-se em 80% dos casos e 20% dos casos pela CX. No caso do infarto inferior, o segmento ST em D2D3 e aVF, o ST supra D3 > D2 associado a imagem recíproca em aVL > aVR, e a oclusão de CD torna-se muito provável. Quando o segmento ST em D2 > D3 e a presença de supra em D1 com supra em V5 e V6 > 5 mm, a presença de ST infra de V1 e V3 cuja somatória seja maior que a somatória dos supra em D2 D3 E aVF, isso sugere fortemente a oclusão da CX.

Infarto do VD

Sempre será secundário à oclusão CD antes da emissão dos ramos marginais para suprimento do VD; além do ST D3 > D2 há sempre ST supra em V3R V4R V5R V6R V1 e, ocasionalmente, há também ST supra decrescente de V2 para V4 e sempre haverá infra do ST em V1 e aVL. No caso da oclusão da CD ostial, surgirá uma isquemia do átrio direito com consequências desastrosas, tanto do ponto de vista clínico como de arritmias supraventriculares, desde o bloqueio sinoatrial avançado e arritmias atriais, *flutter* e fibrilação atrial até taquicardias atriais. Não raro o implante de marca-passo deverá ser uma medida obrigatória quando do suprimento sanguíneo do NAV realizado pela descendente posterior, ramo da coronária CD.

Infarto agudo associado a bloqueio no ramo direito

O desenvolvimento de BCRD como complicação do IAM pertence a um grupo de doenças coronarianas com maior morbidade e mortalidade, isto é, de pior prognóstico. O ramo direito e feixe de risco são mantidos pelo ramo da primeira septal do território da DA. Além da grande área miocárdica atingida, podem surgir distúrbios de condução graves, associados ao BCRD e assistolia súbita por efeito da isquemia no feixe de His. Algumas escolas adotam como medida provisória o implante de marca-passo temporariamente, sobretudo quando associado ao BDAS e PR longo.

Infarto agudo associado ao bloqueio no ramo esquerdo

Um dos grandes desafios que durou décadas. Para que ocorra o IAM com BCRE, sabe-se que o domínio do campo elétrico é dominado pelos potentes vetores septais da direita para a esquerda, os quais anulam parcialmente o domínio do campo elétrico do ventrículo esquerdo. Além de modificar a despolarização ventricular, tornando-se atividade elétrica com sentido da direita para a esquerda, provocando também alterações secundárias da repolarização ventricular no segmento ST e da onda T, as quais estão diametralmente opostas em condições normais, podem simular alterações isquêmicas, mimetizando a isquemia miocárdica e também mascarando as alterações eletrocardiográficas provocadas pelo IAM. O padrão BCRE envolve uma discordância entre os vetores representativos do QRS e da onda T, sem qualquer relação com isquemia miocárdica. Nos trabalhos realizados por Cabrera, o BCRE associado ao IAM com entalhes na rampa descendente no RS em V3 e V4, e raramente em D2 D3 e aVF, tem especificidade de 90%, com baixíssima sensibilidade em torno de 10%. O sinal de Chapman no IAM anterior com BCRE mostrou a ocorrência de entalhes no ramo ascendente na onda R em D1 aVL V5 V6, as quais ficam com aspecto morfológico de arco e flecha, possuem especificidade de 91% com sensibilidade de 13%. O autor Schamroth mostrou que à razão da amplitude QRS ST e a rampa ascendente da onda SV1 e SV2, o BCRE encontra-se normalmente de 2:1 ou 3:1; no IAM com bloqueio de ramo esquerdo, quando a relação está de 1:1, a especificidade é notável.

Os critérios de Sgarbossa para IAM com BCRE

Os supras e os infras do segmento ST podem ser concordantes ou discordantes da polaridade do QRS. O supra do segmento ST é mais elevado do que o esperado nas derivações V1 e V2. Os desníveis de segmento ST são concordantes com polaridade negativa do QRS. O supra concordante ST é maior que 1 mm ou supra discordante ST maior que 5 mm. Os critérios de Sgarbossa foram estabelecidos para as alterações do segmento ST que possui uma elevada especificidade, em torno de 90%, e sensibilidade em torno de 30%. O escore apresenta as seguintes pontuações:

- ST supra concordante com QRS tem o escore de 5 pontos, qualquer que seja o deslocamento do ST maior ou igual a 1 mm acima da linha de base.
- Segmento ST infra concordante com QRS de polaridade negativa, em V1 V2 V3 maior ou igual a 1 mm, o escore é de 3 pontos.
  O ST supra discordante com QRS maior ou igual a 5 mm tem o peso de 2 pontos.

REFERÊNCIAS BIBLIOGRÁFICAS

1. Tikkanen JT, Junttila MJ, Anttonen O, Aro AL, Luttinen S, Kerola T, et al. Early repolarization: electrocardiographic phenotypes associated with favorable long-term outcome. Circulation. 2011;123(23):2666-73.

2. Sgarbossa EB, Pinski SL, Barbagelata A, Underwood DA, Gates KB, Topol EJ, et al. Electrocardiographic diagnosis of evolving acute myocardial infarction in the presence of left bundle-branch block. GUSTO-1 (Global Utilization of Streptokinase and Tissue Plasminogen Activator for Occluded Coronary Arteries) Investigators. N Engl J Med. 1996;334(8):481-7.

3. Antman EM, Anbe DT, Armstrong PW, Bates ER, Green LA, Hand M, et al. ACC/AHA guidelines for the management of patients with ST-elevation myocardial infarction-executive summary. A report of the American College of Cardiology/American Heart Association Task Force on Practice Guidelines (Writing Committee to revise the 1999 guidelines for the management of patients with acute myocardial infarction. J Am Coll Cardiol. 2004;44(3):671-719.

4. Jakuitis A, Statkeviciene A. The importance of left bundle branch block in the diagnosis of acute myocardial infarction. Medicina (Kaunas). 2003;39:15-20.

5. García-Niebla J. Comparison of P-wave patterns derived from correct and incorrect placement of V1-V2 electrodes. J Cardiovasc Nurs. 2009;24:156-61.

6. García-Niebla J, Baranchuk A, de Luna AB. True Brugada pattern or only high V1-V2 electrode placement? J Electrocardiology. 2014;47(5):756-8.

7. Oreto G, Corrado D, Delise P, Fedele F, Gaita F, Gentile F, et al. Doubts of the cardiologist regarding an electrocardiogram presenting QRS V1-V2 complexes with positive terminal wave and ST segment elevation. Consensus Conference promoted by the Italian Cardiology Society. G Ital Cardiol (Rome). 2010;11(Suppl 2):3S-22S.

8. Smits JP, Eckardt L, Probst V, Bezzina CR, Schott JJ, Remme CA, et al. Genotype-phenotype relationship in Brugada syndrome: electrocardiographic features differentiate SCN5A-related patients from non-SCN5A-related patients. J Am Coll Cardiol. 2002;40:350-6.

9. Pérez-Riera AR. Electrocardiograms not to miss. Chapter 6 p: 73-90. In: Brugada R, et al. Clinical approach to sudden cardiac death syndromes. London: Springer Verlag; 2010.

10. Issa ZF, Miller JM, Zipes DP. Electrophysiological mechanisms of cardiac arrythmias: clinical arrhythmology and electrophysiology, a companion to Brawnwald´s heart disease. Philadelphia: Saunder; 2009. p.177-91.

11. Roithinger FX, Karch MR, Steiner PR, Groenewegen AS, Lesh MD. Relationship between atrial fibrillation and typical atrial flutter in humans: activation sequence changes during spontaneous conversion. Circulation. 1997;96(10):3484-91.

12. Ortiz J, Niwano S, Abe H, Rudy Y, Johnson NJ, Waldo AL. Mapping the conversion of atrial flutter to atrial fibrillation and atrial fibrillation to atrial flutter: insights into mechanisms. Circ Res. 1994;74(5):882-94.

13. Blomström-Lundqvist C, Scheinman M, Aliot E. ACC/AHA/ESC guidelines for the management of patients with supraventricular arrhythmias-executive summary: a report of the American College of Cardiology/American Heart Association Task Force. J Am Coll Cardiol. 2003;42(8):1493-531.

14. Pastore CA, Pinho JA, Pinho C, Samesima N, Pereira-Filho HG, Kruse JCL, et al. III Diretrizes da Sociedade Brasileira de Cardiologia sobre Análise e Emissão de Laudos Eletrocardiográficos. Arq Bras Cardiol. 2016;106(4 Supl.1):1-23.

15. Fisch C. Evolution of clinical electrocardiogram. J Am Coll Cardiol. 1989;14:1127-38.

16. Rautaharju PM. A hundred years of progress in electrocardiography: early contributions from Waller to Wilson. Can J Cardiol. 1987;3(8):362-74.

3 Comentários importantes em eletrocardiografia **243**

17. Kaplan JD, Evans GT Jr, Foster E, Lim D, Schiller NB. Evaluation of electrocardiographic criteria for right atrial enlargement by quantitative two-dimensional echocardiography. J Am Coll Cardiol. 1994;23(3):747-52.

18. Morris JJ Jr, Estes EH Jr, Whalen RE, Thompson HK, McIntosh HD. P wave analyses in valvular heart disease. Circulation. 1964;24:242.

19. Romhilt D, Estes E. A point score system for the ECG diagnosis of left ventricular hypertrophy. Am Heart J. 1968;75:752-8.

20. Romhilt DW, Bove KE, Norris RJ, Conyers E, Conradi S, Rowlands DT, et al. A critical appraisal of the electrocardiographic criteria for the diagnosis of left ventricular hypertrophy. Circulation. 1969;40(2):185-95.

21. Lip GY, Beevers DG. ABC of atrial fibrillation: history, epidemiology, and importance of atrial fibrillation. Br Med J. 1995;311(18):1361-3.

22. Benjamin EJ, Wolf PA, D'Agostino RB, Silbershatz H, Kannel WB, Levy D. Impact of atrial fibrillation on the risk of death: The Framingham heart study. Circulation. 1998;98(10):946-52.

23. Stollberger C, Dworak WM, Finsterer J, Hartl E, Chnupa P. Factors influencing mortality in atrial fibrilation. Post hoc analysis of an observational study in outpatients. Int J Cardiol. 2005;103:140-4.

24. Khan MA, Ahmed F, Neyses L, Mamas MA. Atrial fibrillation in heart failure: the sword of Damocles revisited. World J Cardiol. 2013;5(7):2015-27.

25. Chugh SS, Blackshear JL, Shen WK, Hammill SC, Gerch BJ. Epidemiology and natural history of atrial fibrillation: clinical implications. J Am Coll Cardiol. 2001;37(2):371-8.

26. Benjamin EJ, Levy D, Vaziri SM, D'Agostino RB, Belanger AJ, Wolf PA. Independent risk factor for atrial fibrillation in a population-based cohort: The Framingham heart study. JAMA. 1994;271(11):840-4.

27. Thacker EL, McKnight B, Psaty BM, Longstreth WT, Sitlani CM, Dublin S, et al. Atrial fibrillation and cognitive decline: a longitudinal cohort study. Neurology. 2013;81(2):119-25.

28. Stefansdottir H, Arnar DO, Aspelund T, Sigurdsson S, Jonsdottir MK, Hjaltason H, et al. Atrial fibrillation is associated with reduced brain volume and cognitive function independent of cerebral infarcts. Stroke. 2013;44(4):1020-5.

29. Bennett DH. Cardiac arrhythmias: practical notes on interpretation and treatment. 7.ed. London; 2006.

30. Josephson ME. Clinical cardiac electrophysiology: techniques and interpretations. 4.ed. Philadelphia: Wolters Kluwer, Lippincott Williams & Wilkins; 2008.

31. Zipes DP, Jalife J. Cardiac electrophysiology: from cell to bedside, 5.ed. Philadelphia: Saunders Elsevier; 2009.

32. Zimetbaum PJ, Josephson ME. Practical clinical electrophysiology. Philadelphia: Wolters Kluwer, Lippincott Williams & Wilkins; 2009.

33. Sanches PCR, Moffa PJ. O eletrocardiograma nos distúrbios eletrolíticos. In: Moffa PJ, Sanches PCR. Eletrocardiograma normal e patológico. São Paulo: Roca; 2001. p.652-5.

34. Friedmann AA. ECG no hospital geral. In: Friedmann AA. Eletrocardiograma em 7 aulas: temas avançados e outros métodos. Barueri: Manole; 2010. p.95-120.

35. Nishizawa WAT, Friedmann AA, Grindler J, Oliveira CARAA. Alargamento do QRS simulando taquicardia ventricular. Diagn Tratamento. 2004;9(3):128-9.

36. Rodrigues MJ, Grindler J, Friedmann AA. Alteração expressiva do ECG em renal crônico. Diagn Tratamento. 2002;7(1):36-7.

37. Mieghem CV, Sabbe M, Knockaert D. The clinical value of the ECG in noncardiac conditions. Chest. 2004;125:1561-76.

38. Tomaszewski W. Changement electrocardiographiques observes chez un homme mort de froid. Arch Mal Coeur. 1938;31:525-8.

39. Osborn JJ. Experimental hypothermia: respiratory and blood pH changes in relation to cardiac function. Am J Physiol. 1953;175:389-98.
40. Yan GX, Antzelevitch C. Cellular basis for the electrocardiographic J wave. Circulation. 1996;93:372-9.
41. Friedmann AA, Grindler J, Oliveira CAR, Nishizawa WAT. Baixa voltagem no eletrocardiograma. Diagn Tratamento. 2004;9(1):32-3.
42. Sanches PCR, Moffa PJ. Cor pulmonale agudo e crônico. In: Moffa PJ, Sanches PCR. Eletrocardiograma normal e patológico. São Paulo: Roca; 2001. p.704-7.
43. Friedmann AA, Grindler J, Rodrigues MJ. Sobrecarga ventricular direita peculiar do enfisematoso. Diagn Tratamento. 2001;6(4):44-5.
44. Pastore CA et al. Diretriz de interpretação de eletrocardiograma de repouso. Arq Bras Cardiol. 2003;80(Supp.II):1-17.
45. Diretriz de embolia pulmonar. Arq Bras Cardiol. 2004;83(Supl.1):2-24.
46. Brugada P, Brugada J, Mont L, Smeets J, Andries EW. A new approach to the differential diagnosis of a regular tachycardia with a wide QRS complex. Circulation. 1991;83(5):1649-59.
47. Vereckei A, Duray G, Szénási G, Altemose GT, Miller JM. New algorithm using only lead aVR for differential diagnosis of wide QRS complex tachycardia. Heart Rhythm. 2008;5:89.
48. Marriot HJL. Differential diagnosis of supraventricular and ventricular tachycardia. Geriatrics. 1970;26:91-101.

4
Covid-19

CARACTERÍSTICAS GERAIS SOBRE A INFECÇÃO PELO CORONAVÍRUS (SARS-CoV-2)

A Covid-19 caracteriza-se pela rapidez da disseminação, dificuldades para sua contenção e, principalmente, a morbimortalidade. A transmissão pelo SARS-CoV-2 se realiza de uma pessoa infectada para outra por meio de gotículas respiratórias, eliminadas ao tossir, espirrar ou falar e também por meio de contato direto ou próximo, mediante má higienização e pelo contato com objetos ou superfícies contaminadas.

O vírus SARS-CoV-2 é transmitido durante período sintomático, entre 2 e 14 dias de modo geral, geralmente em 5 dias. Mas há trabalhos que mostram que a transmissão pode ocorrer sem o aparecimento de sinais ou sintomas.

Essa informação acerca da transmissão por pessoas assintomáticas é controversa.

DIAGNÓSTICO CLÍNICO

A infecção pelo SARS-CoV-2 pode variar conforme segue:

- Assintomáticos clínicos.
- Manifestações leves como um simples resfriado.
- Quadro de angústia respiratória.
- Choque.
- Disfunção de múltiplos órgãos.

Sintomas

- Dispneia.
- Febre.
- Tosse.
- Distúrbios no olfato e paladar.

Classificação de sinais e sintomas

Sintomas leves
- Dor de garganta.
- Coriza.
- Disfunção olfativa e gustativa.

Sintomas moderados
- Tosse persistente, 60-70%.
- Febre diária, 90%.
- Dispneia.
- Adinamia.
- Diarreia.
- Disfunção olfativa e gustativa, 60-80%.

Sintomas graves
- Síndrome respiratória grave.
- Dispneia.
- Saturação de oxigênio menor que 95%.
- Cianose labial.

SARS-CoV-2 (Covid-19)

Destaca-se pela rapidez da disseminação e dificuldade para contenção da gravidade.

Fatores de risco a serem considerados para possíveis complicações de maiores gravidades

- Idade 60 anos.
- Miocardiopatia cardiovascular, 20-30%.
- Hipertensão, 40-60%.
- Asmático (doença pulmonar obstrutiva crônica – DPOC), 10-20%.

- Tabagismo.
- Diabetes.

Diagnóstico laboratorial – biologia molecular

Por meio de amostras coletadas da nasofaringe até o oitavo dia do início dos sintomas, sendo o teste laboratorial de escolha para diagnóstico de pacientes sintomáticos na fase aguda, entre 3 e 7 dias da doença.

Sorologia

Os testes rápidos de detenção de anticorpos contra SARS-CoV-2, ou testes rápidos, podem diagnosticar doença ativa ou pregressa, IgM e/ou IgG.

É importante saber que os testes rápidos apresentam limitações, portanto é necessário que em caso de suspeita aconteça a partir do oitavo dia do início dos sintomas, que é o tempo para que o sistema imunológico possa produzir anticorpos em concentração suficiente para ser detectado pelo teste.

Imagem tomográfica

As imagens compatíveis com os casos de Covid-19. Opacidade em vidro fosco periférico bilateral com ou sem consolidação.

CRITÉRIOS PARA INTUBAÇÃO – COVID-19

Uma decisão importante, considerando-se as consequências do procedimento de intubação que ainda carece de evidências. A decisão de intubação deve ser oportuna, levando-se em conta a avaliação do médico intensivista.

INJÚRIA MIOCÁRDICA AGUDA NOS PACIENTES COM COVID-19

As publicações dos trabalhos realizados pelas comunidades científicas demonstram a incidência de injúria miocárdica dos pacientes hospitalizados, que foi da ordem de: 7%, 8%, 12%, 22%, ficando com uma média de 19,7%.

Em relação aos biomarcadores da lesão miocárdica, principalmente a troponina, as concentrações podem ser leve, média, alarmante. As anormalidades novas que podem surgir no eletrocardiograma podem ser consideradas injúria miocárdica pelo Covid-19 e aumento das anormalidades já preexistentes nos pacientes portadores de doença cardiovascular ateroesclerótica.

A corrente de lesão miocárdica variava de intensidade do ponto de vista da transmuralidade e da extensão, inclusive circunferencial. As principais regiões mais atingidas ficam na superfície apical, parede livre e inferior do ventrículo esquerdo, isoladas ou em combinações variadas. Nota-se que, além da injúria, havia baixas voltagens dos QRS, em virtude de derrames pleural e pericárdico. Curiosamente, os derrames ocorriam com maior frequência em nível ventricular direito, mas não raro ocorriam também derrames biventriculares.

A grande maioria dos pacientes com injúria miocárdica não tem indicação para cineangiocoronariografia sob riscos elevados durante o procedimento. As taxas de insuficiência miocárdica ficaram mais elevadas nos pacientes não sobreviventes, em torno de 59%, em comparação com os sobreviventes internados em UTI.

Na miocardite aguda fulminante com estado de choque cardiogênico e septicemia, os eletrocardiogramas mostravam, além da injúria, ondas T isquêmicas de polaridades negativas, parede anterior extensa e sinais da necrose pela presença de ondas Q importantes generalizadas, associadas com ondas P de sobrecarga, tanto no átrio esquerdo como no átrio direito. Uma característica importante nesses pacientes com edema agudo pulmonar é que a imagem de radiografia não mostrava aumento na área da cárdia. As taxas de mortalidade variavam com os seguintes fatores:

- Idade superior a 60 anos.
- Hipertensão arterial.
- Doenças cardiovasculares.
- DPOC.
- Diabetes *mellitus*.

ARRITMIAS CARDÍACAS – COVID-19

A ocorrência de taquicardias sinusais, em torno de 90% dos casos das internações com respostas ventriculares seguidas de baixo débito, com surgimento de pulsos finos com baixo débito cardíaco, levam a um risco maior no controle clínico de pacientes com Covid-19.

Em pacientes portadores de DPOC associada podem surgir arritmias atriais, principalmente taquicardias monomórficas sustentadas ou polimórficas com foco localizado no átrio direito, de difícil controle farmacológico em virtude do mecanismo automático.

FIBRILAÇÃO ATRIAL – COVID-19

A Covid-19, por mecanismos diversos e átrios instáveis, precipita fibrilação atrial paroxística de resposta ventricular importante incontrolável, acarretando maior morbimortalidade.

Nos pacientes que apresentam fibrilação atrial preexistente, esta fica agravada pelas respostas de frequências ventriculares com débitos cardíacos insustentáveis; por vezes, a cardioversão elétrica é necessária.

Nas taquicardias supraventriculares, principalmente nodal reentrante, o gatilho iniciado pode ser o próprio vírus da Covid-19, ainda não completamente esclarecido para taquicardias com QRS e/ou aberrantes.

As arritmias ventriculares têm destaque, principalmente por razão de o vírus da Covid-19 alargar o intervalo QT, sobretudo quando do tratamento dos antimaláricos, que são drogas relacionadas. O intervalo QT alongado no eletrocardiograma, causando dispersão heterogênica entre regiões do ventrículo esquerdo e/ou entre epicárdio e endocárdio, medeia arritmias de risco como *torsades de pointes* e fibrilação ventricular.

250 Eletrocardiografia avançada

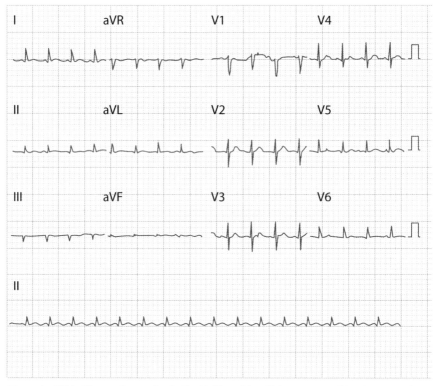

Figura 1 FSH, 45 anos (masculino), Covid-19 positivo. Febre, tosse e falta de ar, taquicardia sinusal normal, redução de voltagem do QRS em relação ao eletrocardiograma padrão, derrame no pericárdio confirmado pelo ecocardiograma. Cortesia da Dra. Camilla Sauer.

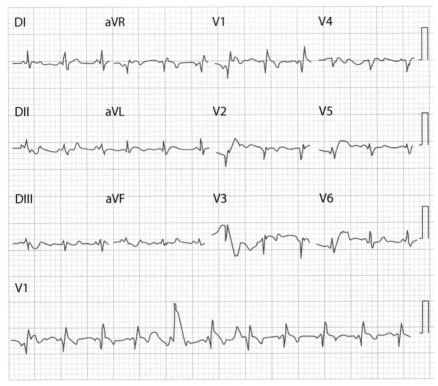

Figura 2 JCS, 65 anos (feminino), Covid-19 positivo, cardiopata crônica, com lesões nas coronárias com *stent* na descendente anterior. Febre, tosse e dispneia, eletrocardiograma com presença de zona anterosseptal inativa, bloqueio no ramo direito, ondas T de polaridade positiva simétrica na parede inferior, denotando-se isquemia superepicárdica. Cortesia da Dra. Camilla Sauer.

252 Eletrocardiografia avançada

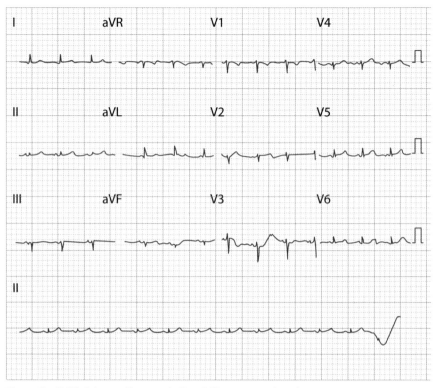

Figura 3 MCS, 84 anos (feminino), Covid-19 positiva, admitida na emergência com tosse, falta de ar, turgência jugular fixa. Ecocardiografia: derrame pericárdio de moderada importância. Eletrocardiografia: taquicardia sinusal, baixas voltagens no QRS, presença de segmento ST elevado D2 e ondas T simétricas na parede lateral. Cortesia da Dra. Camilla Sauer.

4 Covid-19 253

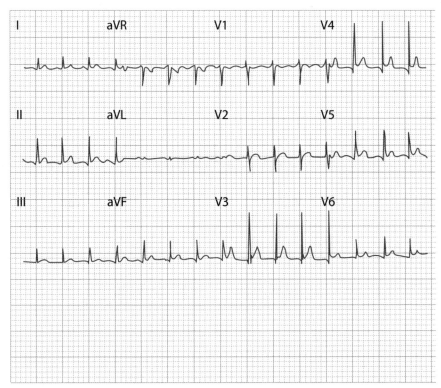

Figura 4 ATS, 35 anos (masculino), Covid-19 positivo. Febre, sonolência, lactato 3,5, com hipotensão, portador de quadro de esquizofrenia associado, com relato de queixas torácicas. Eletrocardiografia: ritmo sinusal, repolarização precoce anterosseptal e ondas T com polaridade positiva na parede anterosseptal, com isquemia subepicárdica em V2, V3, V4. Cortesia do Dr. Ítalo Ramon.

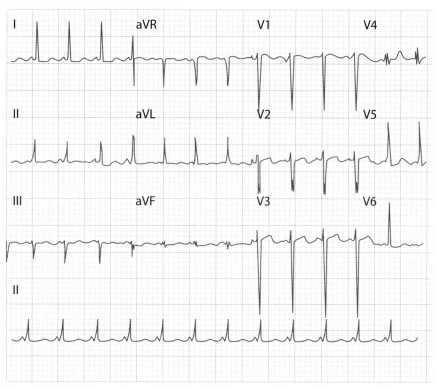

Figura 5 HSL, 46 anos (masculino), Covid-19 positivo. Adinamia, hipertensão. Eletrocardiografia: ritmo sinusal, sobrecarga ventricular esquerda excêntrica V6 > V5, presença de *plus minus* anterosseptal. Cortesia da Dra. Camilla Sauer.

4 Covid-19 255

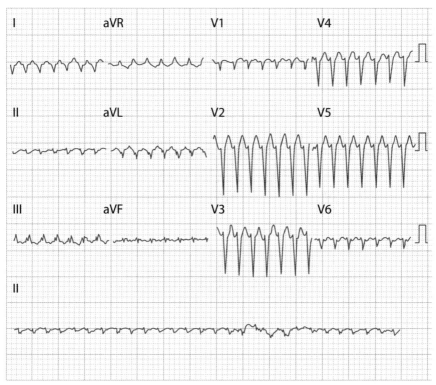

Figura 6 AJI, 70 anos (masculino), Covid-19 positivo. Tosse, febre, angústia respiratória. Eletrocardiografia com presença de aberrância, condução ramo esquerdo. Cortesia da Dra. Juliana Gomes.

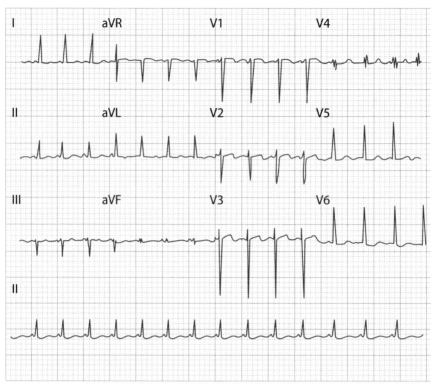

Figura 7 RNF, 50 anos (masculino), Covid-19 positivo. Portador de hipertensão severa. Eletrocardiografia: ritmo sinusal, sobrecarga ventricular esquerda importante, ST retificado na parede lateral do ventrículo esquerdo. Cortesia da Dra. Camilla Sauer.

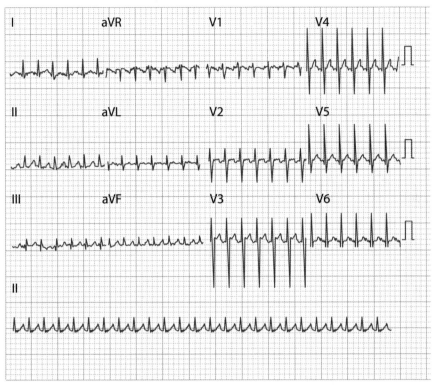

Figura 8 JRS, 19 anos (masculino), Covid-19 positivo. Febre, distúrbio do olfato e gustatório. Eletrocardiografia: taquicardia atrial unifocal.

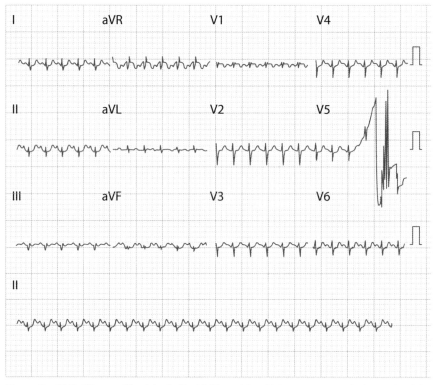

Figura 9 MJS, 23 anos (feminino), Covid-19 positivo. Febre, tosse, angústia respiratória, cianose labial, saturação de O_2 = 90%. Eletrocardiografia: taquicardia sinusal apropriada, baixa voltagem do QRS em face de derrame pleural importante.

4 Covid-19   259

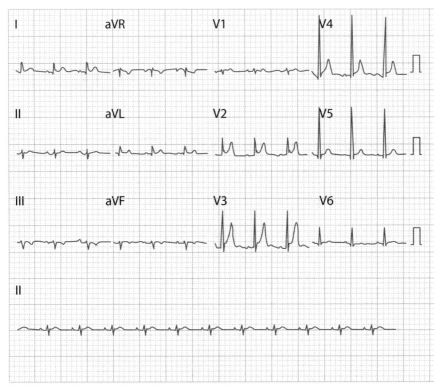

Figura 10 RQS, 19 anos (masculino), Covid-19 positivo. Febre, dor no peito, tosse seca, troponinas elevadas. Eletrocardiografia: taquicardia sinusal, ondas T com suspeita de miocardite.

260 Eletrocardiografia avançada

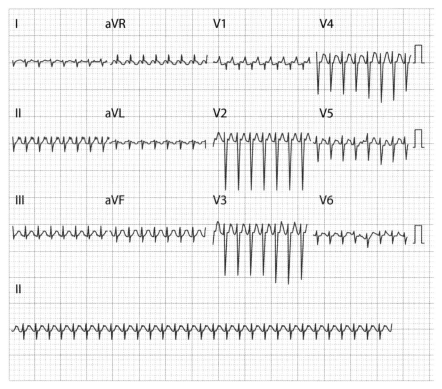

Figura 11 RDS, 28 anos (masculino), Covid-19 positivo. Febre, saturação de oxigênio 90%. Eletrocardiografia: taquicardia atrial direita unifocal.

4 Covid-19 261

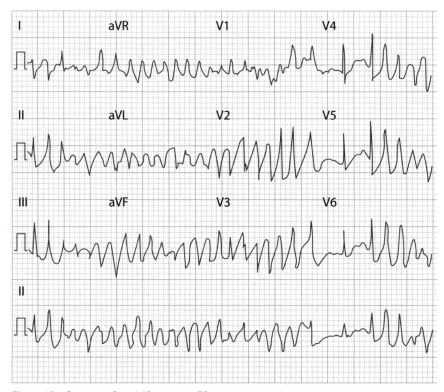

Figura 12 Paciente Covid-19 positivo, 72 anos, em uso de cloroquina, desenvolveu taquicardia ventricular polimórfica.

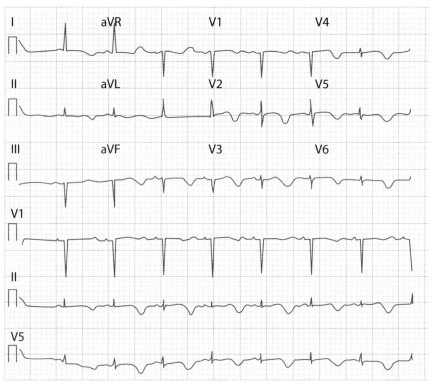

Figura 13 Paciente Covid-19 positivo, 78 anos, em uso de cloroquina, surgiu QT longo e isquemia epicardíaca anterior extensa.

4 Covid-19 263

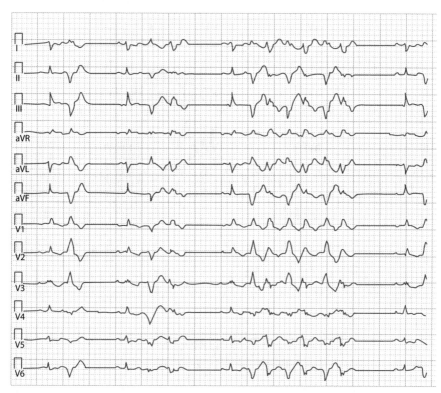

Figura 14 Paciente Covid-19 positivo, 76 anos, é portador de doença coronariana crônica, em uso de cloroquina, trigeminismo ventricular.

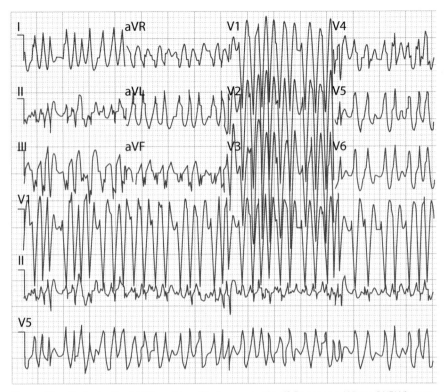

Figura 15 Paciente Covid-19 positivo. Síndrome de Wolff-Parkinson-White (WPW) associou configuração atrial aguda.

Índice remissivo

A

Aberrância
  com padrão BCRE 224
  Covid-19 255
Ablação 207
Ação digitálica 209
Algoritmo
  de Brugada 223, 225
  de Steurer 215, 225
  entre TV vs. antidrômica 226
  Romhilt 180
Anel
  mitral lateral 189
  tricúspide na parede lateral de VD 189
Angina de peito de Prinzmetal 184
Anomalia coronariana 218
Arritmias 172
  cardíacas
    Covid-19 248
  da síndrome da onda J 229
  das vias acessórias 230
  em idade infantil, 188
  na síndrome de Brugada 209
  sinusais 175
  ventriculares malignas 185
Artéria circunflexa 191
Aspecto *done-dart* QRS 206
Assistolia aguda 183
Atividade elétrica trigada ou deflagrada
    219
Atletas 176, 181, 200, 218, 228

Automatismo 219
  sinusal inapropriado 233

B

Baixas voltagens no QRS
  Covid-19 252
  derrame pleural
    Covid-19 258
Bloqueio
  atrioventricular
    do 1º grau 204
    total 178
  completo do ramo direito 176
  disfarçado do ramo esquerdo 210
  divisional
    anterossuperior 181, 186
    posteroinferior 186
  do fascículo septal 212
  do ramo direito 176, 188
  ilusório 178
  fascicular do ramo esquerdo 210
Bradiarritmias 209, 221
Bradicardias 185

C

Cálcio 198, 227
Canalopatias cardíacas 226
Cardiomegalia 223
Cardiopatia
  congênita 215
  VE não compactada 214

Casale-Cornell 172, 199
Ciclo largo e ciclo curto 179
Cineangiocoronariografia 248
Circuito
  reentrante exclusivo na junção A 220
  tipo *slow-fast* 237
Cloroquina 261, 262, 263
Condução
  aberrante dos átrios 183
  anterógrada precária pela via acessória
    174
  ramo esquerdo
    Covid-19 255
Configuração atrial aguda
  Covid-19 264
Cooling-down 228
Coração com doença estrutural 224
Cornell 217
Coronária direita 173
Coronariopatias isquêmicas 206
Coronavírus 245
Coumell 173
Covid-19 245
  classificação de sinais e sintomas 246
  critérios para intubação 247
  diagnóstico clínico 245
  diagnóstico laboratorial 247
  fatores de risco 246
  fibrilação atrial 249
  imagem tomográfica 247
  injúria miocárdica aguda 247
  sintomas 246
  sorologia 247
Crescimento da região basal 178
Crista terminal 234
Critério
  Casale e Cornell 172
    para SVF 207
  de Cornell 182, 217
  de Sgarbossa 172, 174
    para IAM com BCRE 241
  de voltagem 218
    no PH 178
    para SVE 194

de Brugada e Wereckley 186
ECG BDAM 210
para diagnóstico de taquicardia com
  aberrância de condução 224

D

Deflexão intrinsecoide 225
  rápida 181
Depressão do NO sinusal 228
Derivações de V1 a V6 monopolares 203
Derrame
  no pericárdio 180
    Covid-19 250
Desassociação eletromecânica 176
Dispersão da repolarização 222
Displasia arritmogênica no ventrículo
  direito 193, 215
Distrofia de Duchenne 173, 179, 181
Distúrbio do sistema nervoso 222
Distúrbios iônicos 223
Doença
  arterial coronariana 177
    ECG 237
  de Chagas 173, 186, 218, 225
  de Parkinson 185
  doença pulmonar obstrutiva crônica
    181
Dor torácica 192
Drogas antiarrítmicas 223
Dupla via nodal 214

E

ECG LGL-PR curto 231
Enfisema pulmonar 183
Escape ventricular 183
Escore de Romhilt 174
Espasmo transitório de artéria coronária
  epicárdica 184
Extrassístole
  mortal 212
  juncional 199
  ventricular 174, 207
    precoce 185

F

Falso alarme de taquicardia ventricular 204
Fatores genéticos 223
Feixe
  anômalo 189, 213
    de Kent 178, 188, 229
    inserido na parede lateral do ventrículo esquerdo 190
  de Coumell 183, 231
  de His 184
  de James 184, 188
  de Kent 177, 215, 225
    lateral esquerdo 186
  de Mahaim 204, 207
Fenômeno
  da supernormalidade 206
  de Chung 183
  de R sobre pico da onda T 200
  Katz-Wachtel 212
Fibras
  de Lown-Ganong-Levine 229
  de Mahaim 229, 231
Fibrilação
  atrial 172, 187, 215, 228
    Covid-19 249
    paroxística 212
  ventricular 208
    Covid-19 249
Fibrose 222
Flutter 228
  atípico 235
  atrial 176
  da aurícula esquerda 177
  do átrio esquerdo 177
  reverso 235
  típico 235
  ventricular 214
Foco atrial direito inferior 189

G

Gradiente elétrico na repolarização ventricular 191

H

Hemorragia subaracnóidea 172
Hipercalcemia 199
Hiperpotassemia 177, 199
Hipertireoidismo 180
Hipertrofia septal 172
Hipocalcemia 201
Hipotermia 198

I

Implante de marca-passo 183
Índice de Conrado 181
Infarto agudo do miocárdio 192
  anterior distal à primeira diagonal 239
  bloqueio no ramo direito 240
  bloqueio no ramo esquerdo 240
  inferior e do ventrículo direito 240
  sítio anatômico da artéria culpada 238
  subdivisão 238
Infarto do ventrículo direito 240
Injúria
  miocárdica 247
  subendocárdica circunferencial 177
Inserção posterosseptal 177
Intervalo QT 227
Intoxicação digitálica 185, 196, 198, 205, 228
Isquemia 174
  epicárdica 190
    anterior extensa 262
  miocárdica 172, 211
    Covid-19 253
  superepicárdica 173
    Covid-19 251

L

Levorrotação no PH 174
Liberação intensa de adrenalina 172

M

Macrorreentrada 176
Mecanismo das arritmias 219

Microalternância
da onda T 210
elétrica 227
Miocardite aguda fulminante 248
Modulação automática 184
Morfologia
de onda P 236
trifásica padrão do ramo direito 224
Morte súbita 174, 189
à luz do ECG 196
de atleta 196, 204

N

Necrose 174, 223
da parede lateral VE associado a BCRE 214
inferolateral dorsal 179
miocárdica 203
Nó atrioventricular 176, 220

O

Obesidade mórbida 180
Obstrução
coronariana 174, 238
da artéria coronária direita 190
de óstio da artéria coronária direita 192
proximal do VD 191
Oclusão de artéria coronária 184
Ondas
delta 174, 177
J padrão Haissaguerre 229
P delgada 212
T com polaridade positiva na parede anterosseptal
Covid-19 253
T de Winter 239
T gigantes 172
T simétricas 223
Ortostatismo 232

P

Padrão
ECG tipo 1 de Wellens 211

strain 176, 218
Wellens 173
Parassístoles 201
Pectus excavatum 173
Penaloza 172
Perfusão no sistema de condução 211
Plus minus anterosseptal
Covid-19 254
Polaridade da onda P 173
Pontuação escore de Schwartz 227
Potássio plasmático 175
Pré-excitação 229
ECG 230
não reentrante 187
ventricular 177, 189
Pseudo-onda delta 186, 225
Pseudo Wolff-Parkinson-White 223

Q

QT longo
Covid-19 262

R

Rappaport 217
Reentrada 220, 221
de taquicardia envolvendo nó atrioventricular e feixes anômalos, 221
Reperfusão coronariana 194, 195
Repolarização precoce 228
anterosseptal 253
Ritmo
atrial sinusal 228
ectópico atrial 228
idioatrial direito 182
idioventricular agônico 176
sinusal 253, 254, 256
Romhilt 194, 217

S

SARS-CoV-2 245
Segmento ST
elevado D2 252
tipo Salvador Dali 180

Semiobstrução da DA 177
Sinal
de Casale 179
de Chapman no IAM anterior com
BCRE 241
de Penaloza 172, 179, 200
Síncope 227
por estresse 227
Síndrome
de Bayés 211
de Brugada 197, 207, 209
de QT curto 208, 226
de QT longo 226
de Rosenbaum 180, 182
de Wolff-Parkinson-White
Covid-19 264
da onda J 208
Sistema
de pontuação de Romhilt 194, 217
para SVE 218
hexaxial 193, 207
His-Purkinje 172, 186
Sobrecarga
bicameral e biatrial 172
do ventrículo esquerdo 198
ventricular direita 197, 219
tipo A 176
tipo C 181
ventricular esquerda 172, 175, 176, 188,
217
excêntrica 254
importante 256
Sokolow-Lyon 217
Suboclusão do tronco da coronária
esquerda 174
Substrato
arritmogênico para arritmia incessante
213
feixe de Kent 184
Supernormalidade 213
Supra
do segmento em AVR 239
do segmento ST 190
causas 238

T

Taquiarritmias supraventriculares 232
Taquicardia 176, 228
atrial 233
automática 195
direita unifocal
Covid-19 260
do tipo não sustentada 184
focal microrreentrante 233
multifocal 179
não sustentada 175
polifocal 183
unifocal
Covid-19 257
vs. condução AV 234
automática em crianças 205
catecolaminérgica hereditária 185
com alternância de voltagem QRS 208
de Coumell 189
de feixe anômalo ou nodal 175
fasciculares 186, 187
focal na parte superior da crista terminal 233
inapropriada 233
incessante 197
juncional automática ou atividade
trigada 228
não automática 197
nodal incomum 173
nodal *slow-fast* 206
nodal *slow-slow* 202
ortodrômica 178
paroxística 178
juncional reentrante 237
polimórfica 220
catecolaminérgica 203, 209
pré-excitada 188
QRS estreito 173
ramo a ramo 201
reciprocante 232
reentrante
com QRS alternantes 188
juncional 236
nodais *slow-fast* 190

sinoatrial 177
 reentrante 233
  na parte superior da crista terminal 233
 sinusal 184, 232
  apropriada 258
  Covid-19 248, 252, 259
  ECG 232
  fisiológica 233
  inapropriada 233
 slow-fast 237
 ventricular 185, 187, 196, 222
  bidirecional 198
  com doença estrutural 223
  monomórfica sustentada 222
  morfologias QRS 223
  na displasia ventricular direita 223
  na doença de Chagas 193
  polimórfica 202
   catecolaminérgica 226, 227
  ramo-ramo 223
  sítio anatômico 201
  subepicárdica 225
Tecido viável nas regiões infartadas 179
Tensão volumétrica 179
Torsades de pointes 196, 202, 205, 220, 221, 226

Covid-19 249
Trigeminismo ventricular
 Covid-19 263
Troca de eletrodo
 do braço direito com o da perna esquerda 204
 do braço direito e do braço esquerdo 195

V

Vereckei 225
Voltagem
 Morris positivo 176
 QRS para sobrecarga do ventrículo esquerdo 201

W

Warming-up 228
Wolff-Parkinson-White 220, 229, 230
 oculto 178

Z

Zona inferior inativa 175
Zona septal anterior do VE 187